Auwalu Balarabe Sani

Cárie dentária e índice de PUFA em crianças no estado de Kano, Nigéria

Auwalu Balarabe Sani

Cárie dentária e índice de PUFA em crianças no estado de Kano, Nigéria

ScienciaScripts

Imprint

Any brand names and product names mentioned in this book are subject to trademark, brand or patent protection and are trademarks or registered trademarks of their respective holders. The use of brand names, product names, common names, trade names, product descriptions etc. even without a particular marking in this work is in no way to be construed to mean that such names may be regarded as unrestricted in respect of trademark and brand protection legislation and could thus be used by anyone.

Cover image: www.ingimage.com

This book is a translation from the original published under ISBN 978-3-659-62077-5.

Publisher:
Sciencia Scripts
is a trademark of
Dodo Books Indian Ocean Ltd. and OmniScriptum S.R.L publishing group

120 High Road, East Finchley, London, N2 9ED, United Kingdom
Str. Armeneasca 28/1, office 1, Chisinau MD-2012, Republic of Moldova, Europe
Printed at: see last page
ISBN: 978-620-7-73061-2

CÁRIE DENTÁRIA E ÍNDICE PUFA EM CRIANÇAS COM IDADES COMPREENDIDAS ENTRE OS 11 E OS 14 ANOS NA ÁREA GOVERNAMENTAL LOCAL DE UNGOGO, ESTADO DE KANO, NIGÉRIA

DR. SANI BALARABE AUWALU

RESUMO

Antecedentes: As doenças orais continuam a ser um problema importante na maioria dos países em desenvolvimento. A cárie dentária é uma das formas mais comuns de doença oral, resultando frequentemente na perda dos dentes afectados. Nas comunidades ocidentais, a cárie ativa é observada predominantemente na infância, na adolescência e no início da idade adulta. Na Nigéria, ainda existem áreas onde foram efectuados poucos ou nenhuns estudos sobre o estado da saúde oral. Embora a cárie dentária possa ser prevenida e tratada, continua a ser um grande problema de saúde que afecta a humanidade, na medida em que as suas manifestações persistem ao longo da vida, apesar do tratamento. Praticamente não existem áreas geográficas no mundo cujos habitantes não apresentem alguma evidência de cárie dentária. Afecta pessoas de ambos os sexos, de todas as raças, de todos os estratos socioeconómicos e de todos os grupos etários.

Objectivos: Avaliar a prevalência e severidade da cárie dentária e o Índice PUFA de crianças em idade escolar (11 - 14 anos); avaliar o padrão de práticas de saúde oral da população em estudo e fornecer dados úteis para o planeamento dos serviços de saúde oral nesta região.

Desenho: Estudo analítico descritivo.

Contexto: Crianças em idade escolar (11 - 14 anos) no Governo Local de Ungogo, Estado de Kano, Nigéria ***Sujeitos/Métodos:*** Foram administrados questionários sobre variáveis demográficas e práticas de higiene oral a um total de 294 crianças em idade escolar, seleccionadas aleatoriamente, com idades compreendidas entre os 11 e os 14 anos, que foram depois examinadas pelo investigador para detetar cáries dentárias (CPOD) e o índice PUFA, que regista a presença de dentes gravemente cariados com envolvimento pulpar visível (P / p), ulceração causada por fragmentos de dentes deslocados (U / u), fístula (F / f) e abcesso (A / a). As quatro escolas do estudo foram seleccionadas aleatoriamente de entre as 15 escolas do primeiro ciclo do ensino secundário das zonas rurais e periurbanas do país.

Resultados: A cárie foi diagnosticada em 254 (86,4%) dos 294 escolares. A média total do CPOD para as 294 crianças foi de 2,42 ± 1,53. O CPOD médio para os rapazes foi de 2,35 ± 1,33 e para as raparigas foi de 2,54 ± 0,86. Houve um aumento geral do CPOD médio com a idade. A cárie foi mais prevalente nos primeiros molares (46,7%) e também foi mais observada nos molares inferiores (69,8%). O componente cariado constituiu a maior parte dos escores do CPOD. A prevalência geral de cárie foi de 82%, enquanto a proporção geral de PUFA foi de 61% e noventa e nove por cento dessas lesões não foram tratadas

Conclusão: Os inquiridos tinham poucos conhecimentos sobre saúde oral, doenças orais e as suas causas, embora a maioria tivesse uma atitude positiva em relação aos cuidados de saúde oral e raramente visitava o dentista. No entanto, o conhecimento geral das doenças orais relacionadas com os alimentos era bom. Dentro das limitações do estudo, a prevalência geral de cáries na população estudada foi elevada. No entanto, as idades de 12 e 13 anos constituem as idades de maior risco. A PUFA define os vários estágios clínicos e suas diferentes associações com as condições de saúde. A apresentação de dados baseados no índice PUFA pode fornecer aos planeadores de saúde informações relevantes, complementares ao CPOD. Esta foi uma oportunidade para validar o novo índice PUFA em condições de campo em crianças em idade escolar (11 -14 anos) numa população de baixos rendimentos no governo local de Ungogo do estado de Kano, com uma população que sofre de uma elevada carga de cáries não tratadas. Este estudo indica que devem ser implementadas medidas preventivas de saúde oral nos grupos etários mais jovens, a fim de controlar a cárie dentária.
Este projeto de investigação foi apoiado por bolsas de investigação para formação em residência do Hospital Universitário Aminu Kano, Estado de Kano, Nigéria

ÍNDICE DE CONTEÚDOS

Capítulo 1   5

Capítulo 2   19

Capítulo 3   40

Capítulo 4   49

Capítulo 5   57

Capítulo 6   64

CAPÍTULO 1

1.1. INTRODUÇÃO

A cárie dentária é uma das formas mais comuns de doença oral, resultando frequentemente na perda dos dentes afectados. Nas comunidades ocidentais, a cárie ativa é observada predominantemente na infância, adolescência e início da idade adulta[1].

A cárie dentária é uma doença microbiana irreversível dos tecidos calcificados dos dentes, caracterizada pela desmineralização da porção inorgânica e pela destruição das substâncias orgânicas do dente, que frequentemente conduz a cavitações[2]. É um processo complexo e dinâmico em que as bactérias actuam na superfície do dente na presença de substrato ao longo do tempo, o que influencia e inicia a progressão da doença. Apesar do facto de a cárie dentária poder ser prevenida e tratada, continua a ser um importante problema de saúde que afecta a humanidade, na medida em que as suas manifestações persistem ao longo da vida apesar do tratamento[1, 2].

Praticamente não existem áreas geográficas no mundo cujos habitantes não apresentem alguma evidência de cárie dentária. Afecta pessoas de ambos os sexos, de todas as raças, de todos os estratos socioeconómicos e de todos os grupos etários. Por exemplo, uma comunidade mais isolada enfrenta maiores dificuldades em garantir a disponibilidade de serviços de saúde de qualidade, o que, por sua vez, afecta o seu estado carioso. As crianças que vivem em comunidades rurais têm um estado de saúde oral menos favorável, o que afecta o seu desempenho escolar. De acordo com a American National Rural Health Association, os americanos das zonas rurais têm duas vezes mais probabilidades de perder os dentes do que os residentes das zonas urbanas devido a cáries, doenças periodontais ou outras doenças orais. Esta situação é um pouco semelhante nas regiões africanas; as comunidades rurais constituem uma grande parte dos territórios africanos, representando cerca de 90% da população e 95%

da massa terrestre. O ambiente rural, a geografia e a demografia têm um impacto nas necessidades dos habitantes das zonas rurais. Por exemplo, as comunidades rurais do norte de Alberta tinham um índice de cáries muito elevado, em conjunto com uma elevada taxa de tratamentos necessários para outros problemas de saúde oral[3] .

Apesar disso, houve indivíduos que nunca desenvolveram lesões de cárie, foram designados "livres de cárie" e não foi dada qualquer explicação satisfatória[3] . Muitos investigadores estudaram vários aspectos da cárie dentária durante mais de um século. Apesar disso, muitos aspectos da etiologia são ainda obscuros e os esforços de prevenção têm sido apenas parcialmente bem sucedidos. A sua prevalência diminuiu muito, mas continua a ser a principal doença dentária das crianças em termos de frequência e destrutividade da dentição. Tendo em conta estes factos, foi feita uma tentativa para compreender a experiência da cárie em crianças de escolas rurais no Estado de Kano, na Nigéria.

1.2. CUIDADOS DENTÁRIOS

A palavra cárie deriva da palavra latina que significa "apodrecer" ou "deterioração". A cárie dentária é uma destruição progressiva do esmalte, da dentina e do cemento iniciada pela atividade microbiana na superfície do dente. Certos tipos de bactérias colonizam preferencialmente determinados locais da superfície do dente e acumulam-se para formar a placa dentária, onde metabolizam os constituintes da dieta, principalmente hidratos de carbono, para formar ácidos orgânicos. Os ácidos são formados perto da superfície do dente e são, portanto, menos afectados pelos efeitos diluidores e tamponantes da saliva[4, 5].

Estes ácidos são capazes de dissolver a substância dentária e isto ocorre lentamente, de forma intermitente e inicialmente abaixo da superfície do esmalte. A destruição do tecido é carateristicamente precedida por um amolecimento, provocado pela dissolução parcial do mineral antes da destruição final da matriz orgânica do tecido e do mineral residual. Devido ao padrão caraterístico de destruição subsuperficial, a cárie pode ser distinguida de outros processos destrutivos das coroas dos dentes, tais como a abrasão devida ao desgaste mecânico e a erosão devida à dissolução química, mais frequentemente devida a ácidos que podem ser ingeridos em sumos de fruta, etc., ou regurgitados do estômago[5, 6].

1.3.   MEDIÇÃO DA CÁRIE DENTÁRIA (ÍNDICE DMFT)

É importante que a prevalência e o padrão da doença possam ser estudados através de uma medida quantitativa que reflicta com precisão a extensão da doença numa população. O método mais comummente utilizado para medir a extensão dos danos anteriores na dentição permanente é uma medida conhecida como índice DMF, em que D representa o número de dentes cariados (superfícies), M o número de dentes em falta e F o número de dentes obturados (superfícies). O índice DMF é a soma destes componentes. É um índice aritmético do ataque cumulativo de cáries numa população[7].

A designação DMF (T) é usada para denotar dentes cariados, ausentes e preenchidos, DMFS denota superfícies cariadas, ausentes e preenchidas em dentes permanentes e, portanto, leva em consideração o número de superfícies atacadas em cada dente. Um índice semelhante para a dentição decídua é o índice def (t) ou def (s), que indica o número de dentes ou superfícies cariados, indicados para extração ou extraídos devido a cáries (para diferenciar da perda devido a esfoliação natural) e preenchidos, respetivamente.

O índice DMF/def pode ser utilizado para quantificar tanto a prevalência como a incidência da cárie numa determinada população. No caso da cárie dentária, a prevalência refere-se à proporção da população com experiência de cárie, passada ou atual. A incidência refere-se ao número ou à proporção de pessoas que desenvolvem a doença num determinado intervalo de tempo, normalmente um ano. É mais comum empregar uma forma modificada deste teste chamada incremento de cárie. Esta última medida refere-se ao número de novas lesões de cárie que ocorrem num intervalo de tempo especificado, seja para um indivíduo ou para a média de uma população[8]. O Índice permite comparar o número de indivíduos em grupos que tiveram cáries dentárias durante a sua vida (dmft ou DMFT>0) e que tinham cáries activas e não tratadas (d ou D>0)

1.4. ÍNDICE DE PUFA

O PUFA é um índice utilizado para avaliar a presença de condições orais resultantes de cáries não tratadas. O índice é registado separadamente do CPO-D e classifica a presença de uma polpa visível, ulceração da mucosa oral devido a fragmentos de raiz, uma fístula ou um abcesso. As lesões nos tecidos circundantes que não estejam relacionadas com um dente com envolvimento pulpar visível em resultado de cárie não são registadas. A avaliação é efectuada visualmente sem a utilização de um instrumento. Só é atribuída uma pontuação por dente. Em caso de dúvida quanto à extensão da infeção odontogénica, é atribuída a pontuação básica (P /p para envolvimento pulpar). Se o dente primário e o seu dente sucessor permanente estiverem presentes e ambos apresentarem estádios de infeção odontogénica, ambos os dentes serão pontuados. São utilizadas letras maiúsculas para a dentição permanente e letras minúsculas para a dentição decídua[8, 9].

Os códigos e critérios para o índice PUFA são os seguintes:

P/ p: O envolvimento pulpar é registado quando a abertura da câmara pulpar é visível ou quando as estruturas coronais do dente foram destruídas pelo processo carioso e apenas restam raízes ou fragmentos de raízes. Não é efectuada qualquer sondagem para diagnosticar o envolvimento pulpar.

U/ u: A ulceração devida a traumatismo provocado por peças dentárias afiadas é registada quando os bordos afiados de um dente deslocado com envolvimento pulpar ou fragmentos de raiz provocaram ulceração traumática dos tecidos moles circundantes, por exemplo, língua ou mucosa bucal.

F / f: A fístula é marcada quando está presente um trato sinusal com libertação de pus relacionado com um dente com envolvimento pulpar.

A / a: O abcesso é marcado quando está presente uma tumefação com pus relacionada com um dente com envolvimento pulpar.

A pontuação **PUFA/ pufa** por pessoa é calculada da mesma forma cumulativa que para o DMFTdmft e representa o número de dentes que satisfazem os critérios de diagnóstico PUFA/ pufa. O PUFA para dentes permanentes e o pufa para dentes decíduos são relatados separadamente. Assim, para uma pessoa individual, a pontuação pode variar de 0 a 20 pufa para a dentição primária e de 0 a 32 PUFA para a dentição permanente. A prevalência de PUFA/ pufa é calculada como percentagem da população com uma pontuação de PUFA/ pufa de um ou mais. A experiência de PUFA/ pufa para uma população é calculada como um valor médio e pode, por conseguinte, ter valores decimais[9].

O "rácio de cáries não tratadas, PUFA" é calculado da seguinte forma

[(PUFA + pufa) - (D+d)] x 100

Reprodutibilidade do índice PUFA/ pufa

Para avaliar a reprodutibilidade do índice PUFA/pufa, três examinadores foram treinados em seu uso. Cinquenta crianças de 6 anos de idade e 49 crianças de 12 anos de idade foram examinadas para PUFA/pufa e a reprodutibilidade foi avaliada pela estatística kappa.

1.5. INTERVENÇÃO MÍNIMA (MI)

A Medicina Dentária de Intervenção Mínima pode ser definida como uma filosofia de cuidados profissionais que se preocupa com a primeira ocorrência, a deteção precoce e a cura mais rápida possível de doenças a nível micro, seguida de um tratamento minimamente invasivo e amigo do doente para reparar os danos irreversíveis causados por essas doenças. O benefício para os pacientes da IM reside numa melhor saúde oral através da cura da doença e não apenas no alívio dos sintomas. Além disso, o tratamento minimamente invasivo ajuda a reduzir a ansiedade dentária generalizada dos pacientes. A IM tem o potencial para os dentistas aplicarem uma abordagem mais conservadora ao tratamento da cárie e, simultaneamente, oferecerem aos pacientes opções de tratamento menos invasivas e orientadas para a saúde. A IM tem como objetivo capacitar os pacientes através de informação, competências e motivação para serem responsáveis pela sua própria saúde oral, de modo a que apenas necessitem de uma intervenção mínima por parte da profissão dentária[7,9].

1. 6. CLASSIFICAÇÃO DAS CÁRIES

Tamanho
0 1 2 3 4
Sítio
1 1.0 1.1 1.2 1.3 1.4
2 2.0 2.1 2.2 2.3 2.4
3 3.0 3.1 3.2 3.3 3.4

Em primeiro lugar - as lesões são classificadas de acordo com a sua localização:

- Local 1: fossas e fissuras (superfícies oclusais e outras superfícies lisas dos dentes)

- Local 2: área de contacto entre dois dentes

- Local 3: zona cervical em contacto com os tecidos gengivais

Em segundo lugar - a nova classificação identifica as lesões cariosas de acordo com vários tamanhos:

- Tamanho 0: lesão cariosa sem cavitação, pode ser remineralizada;

- Tamanho 1: cavitação pequena, um pouco além da cicatrização através da remineralização;

- Tamanho 2: cavidade moderada não alargada às cúspides;

- Tamanho 3: cavidade alargada, com pelo menos uma cúspide que está minada e que necessita de proteção contra a carga oclusal;

- Tamanho 4: cavidade extensa, com pelo menos uma cúspide ou bordo incisal perdido.

Recomenda-se a utilização da nova classificação em paralelo com a classificação de cavidades amplamente adoptada descrita por Black. Esta última continua a ser benéfica para a classificação dos dentes que necessitam de dentisteria de substituição[9, 10]. No entanto, a nova classificação reflecte as diferenças na progressão da cárie em diferentes localizações e tamanhos de cárie, pelo que pode ser benéfica para o tratamento de novas lesões de cárie, particularmente para fins de monitorização e intervenção.

1.7. LOCAIS DE OCORRÊNCIA

A cárie dentária é iniciada pela atividade metabólica dos microrganismos na placa dentária, as lesões começam nos locais da superfície do dente onde a placa é retida, embora a placa possa estar presente sem cárie dentária. Estes locais são determinados em grande parte pela forma dos dentes e das gengivas, que resultam nas chamadas "zonas de estagnação" protegidas da limpeza mecânica proporcionada pela escovagem dos dentes e talvez também pelo movimento dos lábios, das bochechas e da língua. Esta visão tradicional, embora indubitavelmente verdadeira, não é, no entanto, a explicação completa[10].

A placa bacteriana não é, por exemplo, eliminada por alimentos fibrosos. Muitos factores influenciam a taxa de formação da placa bacteriana, o seu volume e a sua distribuição no dente e na gengiva. A composição bacteriana e a atividade bioquímica da placa bacteriana diferem acentuadamente de dente para dente e de local para local no mesmo dente e é uma questão-chave da investigação moderna sobre a cárie descobrir as diferenças essenciais entre a placa cariogénica e a não cariogénica. No entanto, a maioria das lesões começa em áreas de estagnação e é habitual classificar tanto a lesão como qualquer restauração colocada para reparar essa lesão de acordo com estes locais anatómicos[10].

Os sítios são:

1. As fossas, fissuras e sulcos de desenvolvimento nas superfícies oclusais dos dentes posteriores ou nas superfícies palatinas dos dentes anteriores superiores (fossas do cíngulo). Estas são

conhecidas como lesões **de Classe I**. A probabilidade de desenvolvimento de cárie em qualquer um destes locais depende da profundidade e largura do seu contorno. Os dentes com fossas e fissuras profundas e estreitas são mais susceptíveis à cárie, e o tratamento profilático destas áreas com "selante de fissuras" é uma medida preventiva importante. Quase todas as outras lesões surgem nas superfícies lisas dos dentes em áreas de estagnação criadas por concavidades ou pela presença de dentes adjacentes.

2. As lesões proximais desenvolvem-se em superfícies que estão em contacto com um dente adjacente. As lesões nas superfícies mesial ou distal dos dentes pré-molares e molares são chamadas de lesões **de Classe II**. As lesões nas superfícies mesial ou distal dos dentes incisivos e caninos são designadas lesões de Classe **III** devido aos diferentes problemas envolvidos na sua restauração. Se a lesão se estendeu para envolver a borda incisal de um dente incisivo ou canino, é denominada uma lesão **de Classe IV**. Nas superfícies aproximadas, a área de estagnação situa-se numa direção vertical, desde o aspeto gengival da área de contacto até à crista da papila interdentária e, lateralmente, estende-se para as cavidades até estas se tornarem limpas. A escovagem dentária convencional é um método ineficaz para a limpeza das áreas interdentárias, sendo atualmente defendidos o fio dentário, as pontas de madeira ou as escovas "interspace" para este fim.

3. Lesões gengivais. Os terços gengivais das superfícies labial e vestibular, e das superfícies lingual e palatina, de muitos dentes encontram-se cervicalmente à convexidade máxima dessa superfície e, portanto, constituem áreas de estagnação. As lesões nestes locais são definidas como **Classe V**. As superfícies labial ou bucal são mais frequentemente afectadas do que as superfícies lingual ou palatina, os dentes posteriores mais frequentemente do que os dentes anteriores e os molares decíduos mais frequentemente do que os molares permanentes. A predileção é explicada em grande parte pela curvatura mais acentuada destas superfícies.

4. Cárie da superfície da raiz ou cárie cementária. A cárie da superfície da raiz é iniciada pela placa bacteriana que reside na superfície do cemento após a recessão gengival. É mais comum em pacientes mais velhos e está a tornar-se cada vez mais comum na sociedade ocidental com o prolongamento do tempo de vida e o aumento da eficácia das medidas preventivas dirigidas contra a cárie coronária. Esta forma da doença pode ter sido negligenciada no passado porque os dentes afectados tinham frequentemente doença periodontal avançada que necessitava de extração. A placa acumula-se facilmente no cemento exposto, em parte devido aos espaços criados pela recessão gengival e também porque o cemento tem uma superfície rugosa. Os microrganismos presentes nessa placa e, consequentemente, os organismos responsáveis pela cárie do cemento, podem ser diferentes dos que produzem a cárie do esmalte.

1.8. O PESO DA CÁRIE DENTÁRIA

A cárie dentária é uma das doenças mais comuns no mundo e continua a ser um problema de saúde comum entre as crianças. A sua prevalência na população e a sua extensão no indivíduo variam, no entanto, entre nações e ao longo do tempo. Relatórios sobre a mortalidade dentária entre os nigerianos indicaram que a principal causa de perda de dentes em crianças era a cárie dentária e as suas sequelas[10]. Embora seja interessante, a prevalência da cárie dentária tem vindo a diminuir nos países desenvolvidos, o que tem sido atribuído ao aumento da utilização de flúor nas suas várias formas, ao passo que muitos países africanos em desenvolvimento registaram um aumento da prevalência que tem sido estreitamente associado à alteração dos estilos de vida, que incluem uma dieta rica em açúcares. Apesar da escassez de informações sobre a prevalência de cáries entre os adolescentes nigerianos, foi registada uma elevada prevalência de cáries entre os adolescentes de Ibadan, Ife e Ilorin[10, 11].

Por outro lado, em Inglaterra e no País de Gales, um inquérito nacional a adultos realizado em 1968 encontrou apenas 3 pessoas em 1000 com 28 ou mais dentes presentes e livres de cáries. O inquérito sobre a saúde dentária das crianças nas mesmas regiões, em 1973 (Todd 1975), revelou um valor médio de dentes cariados, perdidos e obturados (DMFT) de 3,9 aos 6 anos, 5,0 aos 8 anos e 8,4 aos 15 anos[11]. O CPOD representa o número total de dentes cariados, ausentes e obturados em cada boca. Em 1968, a perda de todos os dentes, um estado que indica o fracasso total do tratamento preventivo e restaurador anterior, foi atingida por um quarto da população de Inglaterra e do País de Gales aos 40 anos e por três quartos aos 60 anos[11, 12].

Atualmente, a situação melhorou significativamente, no que se refere às crianças, na maior parte dos países industrializados, embora os efeitos da negligência do passado demorem várias décadas a repercutir-se na comunidade. No entanto, estes poucos números servem para mostrar a enormidade do problema. No Reino Unido, os cuidados dentários prestados à comunidade nos últimos 30 anos, medidos pelo número de tratamentos efectuados no âmbito do Serviço Nacional de Saúde (NHS), aumentaram consideravelmente. A melhoria da saúde dentária resultou, presumivelmente, de uma combinação de uma maior exposição ao flúor, de uma maior eficiência da profissão e, numa parte da comunidade, da substituição das gorduras por hidratos de carbono como principal fonte de energia[13].

No entanto, é evidente que o fosso entre a necessidade de cuidados e a capacidade da profissão para satisfazer essa necessidade nunca será colmatado apenas com um aumento da eficiência do tratamento. Se isto é verdade para as sociedades da Europa Ocidental e da América do Norte, então é evidente que um sistema baseado em dentistas profissionais que fornecem tratamentos de restauração sofisticados terá ainda menos probabilidades de satisfazer as necessidades dos países em desenvolvimento do mundo, onde um grande número da população não tem praticamente acesso a serviços de cuidados dentários. Além disso, em muitos destes países, incluindo a Nigéria, a incidência de cáries dentárias está a aumentar de forma alarmante[14].

Estes argumentos apontam para a necessidade de dar maior ênfase à prevenção das doenças orais como a melhor solução a longo prazo. Sabe-se muito sobre as causas e os mecanismos da cárie dentária e das doenças periodontais para que ambas possam ser consideradas completamente evitáveis na maioria dos indivíduos, o que é ilustrado pelas famílias de muitos dentistas e outros indivíduos altamente motivados, que têm uma baixa incidência destas doenças[15]. O desafio imediato não consiste apenas em conceber e aperfeiçoar novas medidas preventivas, mais eficientes e mais facilmente aplicáveis, mas também em aprender a melhor forma de aplicar as medidas preventivas conhecidas à comunidade em geral.

É cada vez mais reconhecida a importância de procurar, numa população, os grupos, talvez relativamente pequenos, que apresentam um risco especialmente elevado de doença. Outro sentido em que o cliché "mais vale prevenir do que remediar" é indubitavelmente verdadeiro é o efeito da doença no indivíduo. A necessidade de restaurar dentes cariados e de substituir dentes perdidos coloca o indivíduo perante problemas de desconforto, incómodo e despesas. A menos que seja efectuado um tratamento protético satisfatório, a perda de dentes resultará numa deterioração estética e numa diminuição da fala e da mastigação. Apesar de raramente representar um risco de vida, este último pode ser importante.

Em indivíduos idosos, o impacto da dificuldade de mastigação na qualidade de vida não deve ser subestimado. A perda de dentes conduz inevitavelmente à atrofia do osso alveolar de suporte, que pode ser acelerada pela colocação de próteses inadequadas. Após a perda de dentes, há uma alteração progressiva de todo o esqueleto facial e da musculatura associada, podendo sobrevir doenças dos tecidos moles orais e da articulação temporo-mandibular[16].

A dor e o sofrimento causados pela inflamação da polpa devido à progressão da cárie são demasiado familiares. Como esta doença é causada por bactérias, há que ter sempre presente a possibilidade de propagação da infeção ao osso circundante, aos tecidos moles contíguos e a locais mais distantes através da corrente sanguínea e do sistema linfático. Atualmente, na maior parte do mundo, a cárie raramente conduz a uma infeção fatal, mas podem ocorrer mortes, por vezes devido a abcessos cerebrais, especialmente se o doente não tiver acesso a tratamento cirúrgico ou antibiótico[16] . Uma visita a qualquer clínica ou hospital de urgência dentária confirmará a extensão do sofrimento pessoal que resulta das infecções dentárias. As infecções orais em doentes com doença cardíaca reumática ou congénita são particularmente perigosas devido ao risco de provocarem endocardite infecciosa.

1.9.   IMPLICAÇÕES ECONÓMICAS DA CÁRIE DENTÁRIA

O tratamento da cárie dentária é efectuado pelo dentista geral através de tratamento restaurador. Estes processos repetem-se vezes sem conta à medida que sucessivos dentes são negligenciados e eventualmente extraídos devido à cárie dentária. Os procedimentos de tratamento são efetivamente dispendiosos e requerem a atenção, as competências e o tempo da maioria dos dentistas. Aproximadamente 15% do orçamento dos cuidados de saúde gasto anualmente nos Estados Unidos envolve o tratamento dentário, e a maior parte deste dispêndio financeiro está diretamente relacionado com a cárie dentária.[6, 9 16]

Os custos dos cuidados dentários primários pagos direta ou indiretamente ao dentista não incluem o custo dos produtos de higiene oral vendidos no mercado. No entanto, o cenário económico emergente a nível global, o impacto da educação, o número crescente de licenciados em medicina dentária, os programas de seguros, a retenção, o Serviço Nacional de Seguro de Saúde (NHIS) na Nigéria, por exemplo, as pressões comerciais e as políticas governamentais são apenas alguns dos factores que têm implicações económicas variáveis nos cuidados dentários[17] . No entanto, continua a ser um facto que um enorme segmento da população deixa as cáries dentárias sem tratamento.

1.10. SIGNIFICADO DO ESTUDO

A cárie dentária e a doença periodontal têm sido historicamente consideradas como os problemas de saúde oral mais importantes em todo o mundo. Contudo, nos países africanos, estes problemas não parecem ser nem tão comuns nem da mesma ordem de gravidade que no mundo desenvolvido. O perfil de saúde oral de África é hoje muito diferente do que se via anteriormente. Este perfil de doença oral não é homogéneo em África[1, 5, 7]. Assim, as doenças orais que se sabe existirem em cada comunidade precisam de ser avaliadas individualmente em termos dos critérios epidemiológicos básicos de prevalência e gravidade. Este é um pré-requisito para uma classificação significativa das necessidades da comunidade e para o desenvolvimento de programas de intervenção para as abordar.

A cárie dentária é uma das doenças orais mais comuns nas crianças. Apesar deste facto, não tem sido dada muita atenção aos estudos sobre esta questão entre as crianças das escolas rurais nigerianas; de facto, existem poucos ou nenhuns estudos na parte norte da Nigéria. A maioria dos estudos realizados, especialmente na Nigéria, avalia as alterações no estado de saúde oral de indivíduos e populações individuais e baseia-se frequentemente em indicadores clínicos de doença; existem relativamente poucos estudos de avaliação da saúde oral e do bem-estar a partir da perceção do sujeito. Nos últimos 30 anos, a utilização de indicadores sócio-dentários em epidemiologia oral tem sido amplamente defendida, porque as medidas isoladas de doença clínica não documentam o impacto total das perturbações orais[1, 8, 9]. Estes indicadores foram construídos e testados em estudos epidemiológicos em diferentes populações para construir uma relação mais concreta entre medidas subjectivas e objectivas de saúde oral, o que ajudaria a estimar as necessidades reais da população.

Este estudo será realizado numa escola secundária rural na cidade de Ungogo, na área da administração local de Ungogo, no Estado de Kano. A administração local de Ungogo é uma administração local rural e uma das administrações locais menos desenvolvidas do Estado de Kano. Existem enormes grupos de potenciais sujeitos de investigação na escola da administração local escolhida, na faixa etária de interesse

i.	e. crianças de 11 a 14 anos para o estudo.

Este estudo servirá para documentar:

1. A experiência de cárie em crianças em idade escolar de um contexto rural num estado do norte
do país

    Nigéria

2. Práticas de saúde oral, conhecimentos, atitudes e comportamentos das crianças neste ambiente

3. Necessidades de saúde oral sentidas pela população mais jovem desta comunidade

4. As medidas preventivas ou as opções de gestão disponíveis neste ambiente

Podem então ser feitas recomendações no sentido de garantir que são prestados serviços de cuidados de
saúde oral de boa qualidade aos pacientes com cáries dentárias, de modo a melhorar a sua qualidade de
vida global e a de todos os nigerianos. Assim, este estudo contribuirá para a literatura existente sobre
cárie dentária e qualidade de vida da saúde oral em crianças de escolas rurais na Nigéria. A informação
do estudo também será útil a outros investigadores em todo o mundo para estimular mais investigação
no domínio da saúde oral.

1.11. OBJECTIVO DO ESTUDO
Estudar a cárie dentária em crianças com idades compreendidas entre os 11 e os 14 anos no Governo
Local de Ungogo no Estado de Kano, Nigéria

1.12. OBJECTIVOS DO ESTUDO

1. Determinar a prevalência de cáries dentárias em crianças com idades compreendidas entre os 11 e
    os 14 anos no Governo Local de Ungogo (L.G.A) no Estado de Kano

2. Determinar as pontuações do CPOD em crianças (11 - 14) de idade em Ungogo L.G.A

3. Determinar as pontuações de PUFA em crianças (11 - 14) de idade em Ungogo L.G.A

4. Avaliar as práticas de higiene oral no grupo de estudo

CAPÍTULO 2

REVISÃO DA LITERATURA

2.1. EPIDEMIOLOGIA DA CÁRIE DENTÁRIA

2.1.1. CÁRIES NO HOMEM PRÉ-HISTÓRICO

A cárie dentária pode provavelmente ser considerada uma doença da civilização moderna, uma vez que o homem pré-histórico raramente sofria desta forma de destruição dentária. Os dados sobre a ocorrência de cáries dentárias em populações antigas estão disponíveis devido ao facto de os dentes serem relativamente imperecíveis em locais de enterramento secos durante muitos anos e de não terem sido produzidas lesões semelhantes a cáries em cadáveres. Os estudos antropológicos de Von Lenhossek revelaram que os crânios dolicocefálicos de homens do período pré-neolítico (12 000 a.C.) não apresentavam cáries dentárias, mas os crânios de homens braquicefálicos do período neolítico (12 000 a 3000 a.C.) continham dentes cariados[18] . Na maioria dos casos, as lesões foram observadas em pessoas mais velhas, em dentes que apresentavam atrito grave e impactação de alimentos. Aparentemente, as lesões de cárie encontravam-se nas áreas de contacto ou imediatamente abaixo delas, tendo-se observado um aumento da frequência de cáries na junção cemento-esmalte[18,19] .

2.1.2. INCIDÊNCIA DE CÁRIES NAS CULTURAS MODERNAS

[th]Por volta do século XVII, houve um aumento significativo na experiência total de cárie e um aumento menor no número de lesões cariosas envolvendo as áreas de contacto interproximal dos dentes, assinalando assim uma tendência que era mais caraterística do padrão e da ocorrência de cárie na população moderna[19] . Atualmente, a cárie dentária é praticamente uma doença universal, uma vez que

a civilização penetrou em quase todas as áreas do mundo. Foram efectuados estudos exaustivos sobre a incidência de cáries dentárias em várias áreas geográficas, envolvendo diferentes raças, para ilustrar a aparente influência da civilização nas doenças dentárias.

Mellanby, em 1934, analisou a literatura sobre cáries em raças primitivas existentes e observou que a incidência era invariavelmente menor do que a do homem moderno. No entanto, as populações isoladas que não adquiriram os hábitos alimentares do homem moderno e industrializado mantêm uma relativa ausência de cáries dentárias[20] . Os esquimós que viviam nos territórios do noroeste do Canadá, no Alasca e na Gronelândia e que consumiam alimentos nativos tinham uma menor incidência de lesões de cárie em comparação com os que viviam em entrepostos comerciais. Price referiu que os esquimós do Alasca que viviam em condições isoladas apresentavam uma incidência de cáries de aproximadamente 0,1%, enquanto os esquimós que viviam em áreas com acesso a alimentos processados apresentavam uma incidência de 13% dos dentes examinados[18, 20] .

Um efeito comparável da dieta sobre a cárie foi demonstrado por Mellanby em estudos sobre nativos da Rodésia do Sul. Foram registados resultados semelhantes em estudos de Samoanos nativos por Restarski, Maoris Pickerill e Beduínos por Clawson. A mudança na dieta de uma dieta essencialmente primitiva para uma caraterística de uma sociedade altamente industrializada indica que a civilização moderna e o aumento da cárie dentária são constantes na sua associação, e que os determinantes do processo carioso são essencialmente locais e limitados à cavidade oral[21] . Embora possa haver um certo grau de resistência racial à cárie dentária, o fator dietético parece ser mais significativo, especialmente porque a incidência de cárie aumentou com o contacto com alimentos "civilizados".

2.2. PREVALÊNCIA DE CÁRIES NA POPULAÇÃO ACTUAL

A cárie dentária é um fenómeno generalizado no homem moderno que vive em sociedades altamente industrializadas. No entanto, a experiência da cárie varia muito entre países e mesmo dentro de cada país. As diferenças nas taxas de cárie registadas em diferentes partes do mundo são extremas, desde taxas inferiores a um dente cariado, perdido e obturado (DMF) por pessoa em todas as idades até aos 39 anos na Etiópia até 60 vezes mais no Alasca[22].

Os resultados dos estudos do Comité Interdepartamental de Nutrição para a Defesa Nacional (ICNND) e da Organização Mundial de Saúde (Barmes, 1981) indicam que a prevalência da cárie segue padrões regionais definidos. A prevalência de cáries é geralmente mais baixa (0,5 - 1,7 DMF) nos países asiáticos e africanos e mais elevada (12-18 DMF) na América e noutros países ocidentais[22, 23]. De forma consistente, foram encontradas taxas de cárie baixas a moderadas nas populações da Indonésia, península chinesa, Malásia, Tailândia Central e do Sul, Birmânia, Vietname do Sul, China Continental, Taiwan, Índia e Nova Guiné. Em geral, os países altamente industrializados têm os índices de cárie mais elevados, com dentes cariados, perdidos e obturados (DMFT) de aproximadamente 4,5. No entanto, dentro deste grande grupo de países, um padrão de cárie muito elevado de mais de 5,6 CPOD ocorre na Nova Zelândia, Austrália, Brasil e Argentina[24].

Foram efectuados vários estudos epidemiológicos para estabelecer linhas de base da experiência da cárie. Estes mostram que não existem áreas nos Estados Unidos, por exemplo, que tenham sido investigadas onde as pessoas estejam totalmente livres de cáries. A cárie em crianças de muitas localidades começa logo após a erupção dos dentes decíduos e pode continuar a aumentar a um ritmo notável. A exposição das crianças durante o período de formação dos dentes a um abastecimento de água que contenha fluoreto natural ou artificialmente adicionado influencia grandemente a prevalência de cáries [22, 24,25].

2.3. FACTORES QUE AFECTAM A PREVALÊNCIA DA CÁRIE

2.3.1. RAÇA

Alguns estudos mostram diferenças notáveis na experiência de cárie entre várias raças. Os negros e os brancos americanos, vivendo nas mesmas áreas geográficas e em condições semelhantes, oferecem uma excelente oportunidade de comparação. As investigações indicam que os negros têm menos lesões de cárie do que os brancos[26] . A maioria dos estudos relativos a outras raças tem sido relativamente insatisfatória devido a factores complicadores, tais como diferenças na dieta ou exposição ao flúor, que tendem a mascarar quaisquer diferenças devidas à origem racial. No entanto, existem algumas provas que indicam que os negros, os chineses e os indianos orientais têm consideravelmente menos cáries do que os brancos americanos. Os ingleses têm dentes terrivelmente pobres e uma maior incidência de cáries do que os italianos, russos e chineses[26, 27]

2.3.2. IDADE

As lesões cariosas que resultam em cavitações são irreversíveis e, por conseguinte, cumulativas com a idade. Existe uma forte correlação entre a idade e os índices de DMF. Vários estudos demonstraram que, até aos seis anos de idade, cerca de 20% das crianças já sofreram cáries dentárias na sua dentição, sendo de esperar um CPOD de 0,5. Aos 12 anos de idade, 90% das crianças terão registado um CPOD de aproximadamente 5,5; a superfície cariada, ausente e obturada (CPOD) acelera a um ritmo maior do que o CPOD para além dos oito anos de idade, de modo que, aos 12 anos de idade, um CPOD de 7,5 pode ser considerado como um valor médio[26, 28] .

Weddell e Klein examinaram crianças com idades compreendidas entre os 6 e os 36 meses e que residiam numa comunidade com água fluoretada. Encontraram cáries dentárias em 4,2 por cento das crianças com 12-17 meses de idade. 19,8% das crianças com 24-29 meses de idade e 36,4% das crianças com 3036 meses de idade. As crianças dos grupos socioeconómicos médio e médio inferior apresentaram uma tendência para uma maior incidência de cáries. Tang et al, realizaram um exame de cárie dentária em 5.171 crianças em idade pré-escolar recrutadas de programas de assistência à saúde pública no Arizona. Encontraram cáries em 6,4 por cento das crianças com um ano de idade, 35 por cento das crianças com três anos de idade e 49 por cento das crianças com quatro anos de idade no estudo[29]. Em geral, outros relatórios de prevalência de cáries entre crianças em várias partes do mundo mostram taxas que parecem ser comparáveis às aqui citadas. Outro elemento comum é que as crianças de famílias de grupos socioeconómicos baixos têm consistentemente uma maior prevalência de cáries do que os seus pares de famílias de um nível socioeconómico mais elevado[27, 29].

2.3.3. GÉNERO

Uma outra variação na incidência de cáries, para além da idade e das áreas geográficas, é a variação entre os sexos. Os estudos indicam que a experiência total de cárie nos dentes permanentes é maior nas mulheres do que nos homens da mesma idade. Isto é atribuível em grande parte ao facto de os dentes das raparigas erupcionarem mais cedo do que os dentes dos rapazes ,[29,30].

Por outro lado, a experiência de cárie nos dentes decíduos é maior no sexo masculino. Esta diferença de tempo é particularmente significativa durante os anos de formação, uma vez que os dentes têm demonstrado ser maximamente susceptíveis à cárie dentária imediatamente após a erupção. Isto deve-se ao facto de a estrutura química dos dentes na fase imediatamente pós-eruptiva ser subóptima em termos de resistência à cárie. À medida que os dentes são expostos à saliva e aos constituintes da dieta, as camadas exteriores do dente absorvem minerais adicionais do ambiente oral, num processo conhecido como maturação pós-eruptiva. Este processo de maturação confere ao dente uma maior resistência à cárie dentária [27,30].

2.3.4. FAMILIAR

O padrão familiar da experiência de cárie parece manter-se verdadeiro, os irmãos de indivíduos com elevada suscetibilidade à cárie são também geralmente activos na cárie, enquanto os irmãos de indivíduos imunes à cárie apresentam geralmente baixas taxas de cárie. Os filhos de pais com uma experiência de cárie baixa também tendem a ter poucas cáries; o inverso é verdadeiro para as crianças cujos pais têm uma taxa de cárie elevada[27]. Foram realizados estudos sobre a experiência de cárie dentária em gémeos monozigóticos e dizigóticos; esses estudos indicam que a concordância para sítios cariados em gémeos monozigóticos é muito mais elevada do que em pares de gémeos dizigóticos[27, 31].

2.4. TENDÊNCIAS ACTUAIS NA INCIDÊNCIA DE CÁRIES

Desde 1980, têm sido apresentados dados significativos para fundamentar várias observações de que se registou uma melhoria acentuada da saúde dentária, medida pela prevalência de cáries dentárias, especialmente em crianças e jovens adultos, em todo o "mundo ocidental civilizado" desde aproximadamente 1960.

Esta tendência tornou-se tão definitivamente estabelecida que a Primeira Conferência Internacional sobre a Prevalência Decrescente da Cárie Dentária foi realizada no Forsyth Dental Centre em Boston, em junho de 1982, para avaliar "as provas e o impacto na educação dentária, na investigação dentária e na prática dentária"[32].

Estudos efectuados ao abrigo do Programa Nacional de Cáries em 1979-80 e relatados por Brunelle e Carlos em 38.000 crianças em idade escolar, com idades compreendidas entre os 5 e os 17 anos, e representativos de aproximadamente 48 milhões de crianças em idade escolar nos EUA, revelaram uma diminuição substancial na prevalência de cáries dentárias[58]. Especialmente impressionante foi o aumento da percentagem de crianças classificadas como livres de cáries na sua dentição permanente, por exemplo, no grupo dos 12-17 anos no inquérito de 1971-74, 9,7% das crianças estavam livres de cáries, enquanto no inquérito de 1979-80[33] . 17,2 por cento estavam livres de cáries. Imediatamente desde o inquérito anterior em 1971-74, as superfícies dentárias permanentes cariadas, ausentes e obturadas no grupo etário dos 5-17 anos diminuíram de 7,06 para 4,77.

Glass relatou tendências na prevalência de cáries em 1.775 crianças dos 7 aos 13 anos de idade, analisadas durante um período de 20 anos em Massachusetts. De igual modo, referiu que a prevalência da cárie dentária tinha diminuído em cerca de 50% e que as extracções devido a cáries tinham diminuído em 70%. Além disso, a cárie secundária tinha diminuído para quase zero. As mudanças ocorreram na ausência de fluoretação e de programas preventivos organizados[33, 34] .

DePaola e os seus colaboradores relataram reduções de magnitude semelhante em inquéritos a 9.000 crianças em idade escolar ao longo de um período de 30 anos. Esta melhoria na saúde dentária não se limitou às pessoas que vivem nos Estados Unidos. Nesta conferência, foram também apresentados dados que revelam um declínio na prevalência de cáries, por representantes de Inglaterra, Dinamarca, Irlanda, Países Baixos, Nova Zelândia, Noruega, Escócia e Suécia. Infelizmente, reconheceu-se que a prevalência de cáries tem vindo a aumentar em alguns países menos desenvolvidos[31 - 34] .

A causa deste declínio generalizado na prevalência da cárie dentária é uma questão de especulação, mas quase certamente multifatorial. Em alguns casos, a fluoretação comunitária da água esteve presente nas áreas estudadas, mas noutros casos não esteve. Prevenção organizada

O programa de medicina dentária estava disponível em alguns casos, mas não noutros. No entanto, o período de tempo envolvido na maioria destes estudos coincide com a introdução e o aumento da utilização de dentífricos fluoretados e suplementos dietéticos de flúor, bem como com uma maior consciencialização da importância da saúde oral.

Os estudos muito limitados disponíveis não dão provas de que haja qualquer alteração, por exemplo, na prevalência do streptococcus mutans ou quaisquer alterações nos serótipos dominantes. Por último, os hábitos alimentares e os padrões de alimentação são factores difíceis de estudar e analisar. Ainda assim, tem havido um momento óbvio de melhoria da saúde física através da alimentação e do exercício, embora este tenha sido direcionado mais para os adultos do que para as crianças. No entanto, é concebível que uma redução no consumo de hidratos de carbono possa estar relacionada com esta redução da prevalência de cáries[35].

Atualmente, parece que a redução contínua da cárie dentária devido a qualquer combinação de factores, juntamente com a utilização de agentes e técnicas adicionais atualmente em várias fases de investigação e desenvolvimento, poderá resultar na eliminação quase total da cárie dentária num futuro muito previsível.

2.5. ETIOLOGIA DA CÁRIE DENTÁRIA

A etiologia da cárie dentária é geralmente aceite como sendo um problema complexo, complicado por muitos factores indirectos que obscurecem a causa ou causas directas. Não existe uma opinião universalmente aceite sobre a etiologia da cárie dentária. Foram encontradas numerosas referências sobre a cárie dentária, incluindo as primeiras teorias que tentavam explicar a sua etiologia, na história registada dos povos antigos. No entanto, muitas teorias evoluíram ao longo de anos de investigação e observação. A teoria acidogénica (teoria quimicoparasitária de Miller), a teoria proteolítica e a teoria da proteólise - quelação, são algumas das que resistiram ao teste do tempo.

2.6. AS PRIMEIRAS TEORIAS

2.6.1. A LENDA DAS MINHOCAS

A referência mais antiga à cárie dentária é provavelmente do antigo texto sumério conhecido como a Lenda dos Vermes. Este texto data de cerca de 5000 a.C., depois de ter sido descoberto numa tábua de argila, escavada numa antiga cidade do vale do Eufrates, na região da Baixa Mesopotâmia[36]. A ideia de que a cárie é causada por vermes era universal, como é evidente nos escritos de Homero, que fez uma referência aos vermes como a causa da dor de dentes[36].

2.6.2. TEORIAS ENDÓGENAS

Com o desaparecimento da lenda dos vermes nos primeiros séculos, a teoria humoral foi defendida por médicos gregos que propuseram que a cárie dentária é produzida pela ação interna de ácidos e humores corrosivos e que um desequilíbrio nestes humores resultava em doença. Paralelamente, os primeiros médicos gregos, como Hipócrates, Celsus, Galeno e Avicena, propuseram a teoria Vital da cárie dentária, que postulava que a cárie dentária tinha origem, tal como a gangrena óssea, no interior do próprio dente[36, 37].

2.6.3. TEORIA QUÍMICA

Parmly, na década de 1820, observou que a cárie dentária afectava o exterior e não o interior, como se afirmava. Foi proposto que um "agente quimico" não identificado era responsável pela cárie. O apoio à teoria química surgiu depois de Robertson, em 1835, ter proposto que a cárie dentária era causada pelo ácido formado pela fermentação de partículas de alimentos à volta dos dentes[37].

2.6.4. TEORIA PARASITÁRIA

Aparentemente, o primeiro a relacionar os microrganismos com a cárie numa base causal, já em 1843, foi Erdl, que descreveu organismos filamentosos na membrana removida dos dentes. Pouco tempo depois, Ficnus, em 1847, um médico alemão de Dresden, atribuiu definitivamente a cárie dentária aos "denticolae", o termo genérico que propôs para os microrganismos relacionados com a cárie. O conceito parasitário da cárie dentária foi rapidamente difundido por dois outros médicos alemães, Leber e Rottenstein, que expressaram claramente o conceito de que a cárie dentária começava como um processo puramente químico, mas que os microrganismos vivos continuavam a desintegração tanto no esmalte como na dentina. Para além destas observações, Clark (1871, 1879), Tomes (1873) e Magitot (1878) concordaram com a crença de que as bactérias eram essenciais para a cárie, embora sugerissem uma fonte exógena dos ácidos[33, 35, 37] Em 1880, Underwood e Milles apresentaram uma teoria séptica com a crença de que o ácido capaz de causar descalcificação era realmente produzido por bactérias que se alimentavam das fibrilhas orgânicas da dentina. Relataram secções de dentina cariada com micrococos, bem como formas ovais e em forma de bastonete.

2.7.   TEORIAS POSTULADAS E PATOGÉNESE

2.7.1. A TEORIA ACIDOGÉNICA

Existem várias explicações para o processo de cárie, mas a maioria das provas disponíveis apoia a "teoria acidogénica" ou "teoria químico-parasitária", apresentada com algum pormenor já em 1890 por um americano, W.D Miller. Miller baseou as suas ideias numa série de experiências realizadas nos laboratórios do microbiologista alemão Robert Koch. Baseou-se fortemente nos novos conhecimentos de bacteriologia que surgiam na Europa nessa altura, nos seus estudos de química em Edimburgo e na sua experiência clínica em medicina dentária e medicina nos Estados Unidos[37] .

Particularmente importante foi a observação de que os organismos podiam produzir ácido a partir da fermentação de hidratos de carbono. Miller mostrou que vários microrganismos orais tinham esta propriedade, que o ácido lático era um dos principais ácidos formados, e que os dentes extraídos podiam ser descalcificados incubando-os em misturas de açúcar ou pão com saliva. Mais ou menos na mesma altura, Williams (1897) reconheceu que as bactérias aderiam firmemente às superfícies de esmalte, produzindo uma película que ele considerava poder localizar o ácido no seu local mais perigoso - em contacto com o dente[37].

A teoria químico-parasitária postula que os ácidos são produzidos na superfície do dente ou perto dela pela fermentação bacteriana dos hidratos de carbono da dieta e que estes ácidos dissolvem os cristais de apatite que constituem cerca de 95% da massa do esmalte. A lavagem do ácido é reduzida pela presença da placa dentária, que também serve para manter os produtos de dissolução perto da superfície do dente[37, 38,].

Muitos tipos diferentes de bactérias agregam-se em porções protegidas da superfície do dente para formar a placa dentária e, se os tipos de organismos reconhecidos como cariogénicos estiverem presentes em números substanciais, podem ser formadas quantidades prejudiciais de ácido. Os hidratos de carbono facilmente fermentáveis, particularmente os de baixo peso molecular, como os açúcares glucose, frutose e sacarose, afectam diretamente o pH quando ingeridos. Isto faz com que o pH na placa desça para 4,5 ou 5 em 1-3 minutos e demora 10-30 minutos a regressar à neutralidade[38]. A ingestão subsequente de hidratos de carbono pode deprimir ainda mais o pH. Esta grelha caraterística é conhecida como "curva de Stephan". Estes níveis de acidez são perigosos porque, enquanto que na neutralidade a saliva humana e a placa dentária estão supersaturadas de cálcio e fosfato, por volta do pH 5 esta saturação é ultrapassada e a solubilidade do esmalte aumenta acentuadamente[37,38].

Existem amplas provas de que existe uma correlação direta entre o tipo e a frequência da ingestão de hidratos de carbono e a diminuição do pH intra-oral, e uma correlação semelhante entre os níveis de hidratos de carbono na dieta e a incidência de cáries. Os ácidos envolvidos podem ser identificados no tubo de ensaio em misturas de açúcar e saliva, após incubação de vários outros géneros alimentícios com microrganismos da saliva ou da placa dentária, e com maior dificuldade na placa dentária e no próprio esmalte cariado. São todos ácidos orgânicos, principalmente o ácido lático, e são produzidos como produtos finais da via glicolítica de Embden - Myerhof, ou de outras vias que estas bactérias utilizam no catabolismo dos hidratos de carbono[38, 39]. Estes ácidos são capazes de produzir em laboratório réplicas histológicas exactas da lesão cariosa natural precoce quando dentes extraídos sãos são colocados em sistemas artificiais estéreis contendo o ácido num meio coloidal como a gelatina, o ágar ou a hidroximetilcelulose. O gel actua aparentemente fornecendo uma barreira de difusão para os produtos de dissolução do esmalte.

Várias outras teorias da etiologia da cárie têm sido avançadas ao longo dos anos, embora nenhuma tenha um apoio experimental convincente. No entanto, nem todas se excluem mutuamente e alguns desses mecanismos podem atuar em menor grau no processo de destruição do dente.

2.7.2. A TEORIA PROTEOLÍTICA

Este facto é atribuído a Gottlieb que, em 1944, sugeriu que as enzimas proteolíticas libertadas pelas bactérias orais destruíam a matriz orgânica do esmalte, de modo que os cristais se desprendiam e a estrutura colapsava - mais ou menos como a argamassa que amolece e enfraquece uma velha parede de tijolo. No mesmo ano, uma interpretação semelhante foi publicada por Frisbie e, em 1949, Pincus alargou o conceito propondo que as sulfatases dos bacilos Gram negativos hidrolisavam as substâncias muco-sulfatadas da matriz, libertando ácido sulfúrico, que depois dissolvia o mineral[36 - 40].

Embora não haja dúvidas de que uma grande variedade de enzimas proteolíticas é produzida pela placa dentária, e que estas podem ser importantes para danificar os tecidos moles na iniciação e progressão da doença periodontal, é improvável que a proteólise seja de importância primordial na iniciação da cárie do esmalte. Estudos in vitro mostram que os tecidos duros dos dentes requerem desmineralização antes que as enzimas proteolíticas possam hidrolisar as proteínas da sua matriz[40]. Para além disso, as porções de esmalte com um conteúdo orgânico relativamente elevado, como os tufos e as lamelas, não mostram maior suscetibilidade à cárie. No entanto, seria insensato ignorar a atividade proteolítica que está indubitavelmente presente, pois, juntamente com a destruição mais óbvia do mineral, ocorrem alterações na matriz orgânica do esmalte que presumivelmente influenciam o progresso da lesão[40].

Estas, no entanto, não são facilmente detectadas devido à pequena quantidade de material orgânico presente (menos de 1% de proteína em peso no tecido sadio). As alterações orgânicas incluem certamente a degradação da matriz intrínseca do esmalte, e sabe-se atualmente que parte desta é solúvel em ácido. Para além disso, existe a entrada de matéria orgânica adicional derivada de fluidos orais e bactérias, que preenche os espaços entre os cristais de apatite parcialmente dissolvidos. Na destruição cariosa do cemento e da dentina, a proteólise é, sem dúvida, mais notória, embora possa ser necessário que o tecido seja primeiro desmineralizado por ácido, permitindo assim o acesso das enzimas ao colagénio e à substância fundamental[39, 40].

2.7.3. A TEORIA DA PROTEÓLISE-QUELAÇÃO

A teoria da proteólise - quelação foi proposta por Schatz, Martine e colaboradores em 1954, e num grande número de publicações subsequentes. Nesta teoria, propõe-se que os produtos da proteólise da substância dentária, e possivelmente também da película adquirida e dos alimentos, actuam como agentes quelantes que removem os iões de cálcio do dente. O significado desta sugestão é que a quelação, um processo pelo qual os iões metálicos são complexados a outra molécula por ligações covalentes coordenadas, é possível em pH neutro ou mesmo ligeiramente alcalino. Assim, a destruição do esmalte poderia ocorrer em alturas em que o pH da placa estivesse próximo da neutralidade[41].

Os péptidos e aminoácidos produzidos desta forma têm atividade quelante, tal como várias outras moléculas que podem estar presentes na placa dentária. Estas últimas incluem o lactato, os ésteres hidroxílicos e cetónicos da via glicolítica de Embden - Myerhof e os intermediários da derivação da hexose monofosfato, mas todos são agentes quelantes fracos e não estão presentes em concentração suficiente para explicar a quantidade de desmineralização que ocorre. É provável que os quelantes na placa bacteriana se esgotem ao ligarem-se aos iões de cálcio mais facilmente disponíveis e mais solúveis derivados da saliva[41, 42, 43].

No entanto, esta teoria é notável na medida em que reconcilia o conflito entre se é a destruição da matriz ou do mineral que é o evento chave, propondo que ambos ocorrem simultaneamente e de forma interdependente. Algumas características da histopatologia da cárie do esmalte podem ser simuladas in vitro com um agente quelante, e as misturas de bactérias orais e hidratos de carbono que podem sofrer glicólise e depois neutralizadas são capazes de dissolver o esmalte. Assim, embora a quelação não possa ser considerada como uma parte importante do processo destrutivo na cárie do esmalte, pode desempenhar um papel menor durante um período após a placa voltar à neutralidade na sequência de um impulso ácido, tal como é visualizado num padrão de curva de Stephan [39,41, 42, 43].

2.7.4. A TEORIA DA QUELAÇÃO DA SACAROSE

Eggars - Lura propôs numa série de artigos (1948-1968) que as concentrações muito elevadas de sacarose frequentemente encontradas na boca de indivíduos com cáries activas formam sacarato de cálcio, ou seja, ocorre uma interação direta entre a sacarose e o cálcio. No entanto, é pouco provável que este seja um processo significativo, devido à rapidez com que a sacarose é metabolizada em ácido e polissacárido, e porque os sacaratos de cálcio só se podem formar a um pH elevado, acima do intervalo normalmente encontrado na boca[42, 43].

2.7.5. AUTOIMUNIDADE

Em 1798, o famoso John Hunter propôs que o evento inicial da cárie dentária ocorria no interior do dente, sendo a cárie secundária à inflamação da polpa. Jackson e Burch, nos últimos anos, reavivaram este conceito "intrínseco" da etiologia da cárie. Eles sugerem que clones ou regiões de odontoblastos em locais específicos dentro da polpa dos dentes são danificados por um processo autoimune, de modo que a capacidade de defesa da dentina e do esmalte sobrejacentes fica comprometida e concluem que a cárie deve ser considerada como uma doença degenerativa[43] .

A hipótese baseia-se numa análise estatística complexa da frequência e distribuição das lesões na boca de um grande número de indivíduos, e na comparação com análises estatísticas de doenças auto-imunes conhecidas. Estes autores argumentam que se, por exemplo, a cárie se desenvolver na superfície mesial de um incisivo central maxilar, é razoável assumir que a doença acabará por envolver a superfície adjacente do dente vizinho, devido a um ambiente de placa comum. No entanto, demonstraram que, a partir dos 22-60 anos de idade, a relação entre o número de ataques a incisivos centrais únicos e a ambos os incisivos permanece aproximadamente constante em 1: 0,7. Concluem que os eventos iniciais correspondem a uma forma de mutação genética somática nas células estaminais de controlo do crescimento central; as células mutantes descendentes sintetizam auto - anticorpos que danificam grupos específicos de odontoblastos e determinam assim os locais de suscetibilidade à cárie [42, 43,44] .

As dificuldades em aceitar estes argumentos surgem do facto de a maioria dos dados epidemiológicos utilizados serem derivados de estudos clínicos de rotina e é duvidoso que tais dados sejam suficientemente precisos para uma análise matemática. Além disso, os dados são transversais e não longitudinais, e pode ser que os resultados sejam um artefacto estatístico resultante da seleção de indivíduos com experiência de cárie semelhante em diferentes idades. Pode ser possível reconciliar os resultados de Jackson com eventos na superfície do dente, porque agora se sabe que existem variações locais marcantes na flora da placa e, portanto, na atividade metabólica. Além disso, um incisivo clinicamente livre de cáries pode apresentar cáries numa secção histológica. Finalmente, não foi produzida nenhuma evidência histológica de danos primários aos odontoblastos[44]

2.8. CONCEITO ACTUAL DE CÁRIE

A cárie dentária é uma doença multifatorial em que existe uma interação de três factores primários: o hospedeiro, a flora microbiana e o substrato. Além disso, um quarto fator - o tempo - deve ser considerado em qualquer discussão sobre a etiologia da cárie. Por outras palavras, a cárie requer um hospedeiro suscetível, uma flora cariogénica e um substrato adequado que deve estar presente durante um período de tempo suficiente[45, 46]. Por outro lado, a prevenção da cárie baseia-se em tentativas de aumentar a resistência do hospedeiro, diminuir o número de microrganismos em contacto com o dente e modificar o substrato através da seleção de alimentos não cariogénicos e reduzir o tempo que o substrato está na boca, limitando a frequência de ingestão.

2.9. DIAGNÓSTICO E TRATAMENTO DA CÁRIE DENTÁRIA

Nos últimos 30 anos, registaram-se progressos notáveis na redução da cárie dentária a nível mundial. A existência de crianças sem cáries dentárias, uma raridade no passado, já não é invulgar. A utilização de flúor no abastecimento público de água, na pasta de dentes e em produtos dentários profissionais, a melhoria da higiene oral e o aumento do acesso aos cuidados dentários desempenharam um papel importante nesta melhoria dramática. No entanto, a cárie dentária continua a ser um problema significativo. Cerca de 20% das crianças entre os 2 e os 4 anos têm cáries detectáveis e, aos 17 anos, quase 80% dos jovens já tiveram uma cárie - uma manifestação tardia da infeção por cárie dentária[47].

Além disso, mais de dois terços dos adultos com idades compreendidas entre os 35 e os 44 anos perderam pelo menos um dente permanente devido a cáries dentárias, e os adultos mais velhos sofrem do problema das cáries radiculares. Além disso, ainda existem grandes segmentos da população em que a doença continua a ser um problema grave. A cárie dentária é uma doença infecciosa e transmissível que resulta na destruição da estrutura dentária por bactérias formadoras de ácido que se encontram na placa dentária, um biofilme intra-oral, na presença de açúcar. A infeção resulta na perda de minerais dos dentes. A infeção começa na superfície externa do dente e pode progredir através da dentina até à polpa, acabando por comprometer a vitalidade do dente.

Durante as últimas décadas, foram observadas mudanças não apenas na prevalência da cárie dentária, mas também na distribuição e no padrão da doença em diferentes populações em todo o mundo. Especificamente, tem-se observado que a distribuição relativa da cárie dentária nas superfícies dentárias mudou, e a taxa de progressão da lesão através dos dentes é relativamente lenta para a maioria das pessoas[48] . Estas alterações têm implicações importantes no diagnóstico e gestão de lesões incipientes, na previsão do risco de cárie e na condução de programas eficazes de prevenção e gestão da doença para indivíduos e populações.

A aplicação de múltiplos testes de diagnóstico ao doente individual aumenta a eficácia global do diagnóstico da cárie. As modalidades de diagnóstico existentes requerem uma validação mais rigorosa e são necessárias novas modalidades com sensibilidades e especificidades adequadas para diferentes locais de cárie, severidades de cárie e graus de atividade de cárie.

A utilização de exploradores afiados na deteção de cáries oclusais primárias parece acrescentar pouca informação de diagnóstico a outras modalidades e pode ser prejudicial. Estudos que utilizaram análises das características de funcionamento do recetor (ROC) demonstraram que a radiologia tem uma eficácia de diagnóstico aceitável na deteção de lesões cavitadas maiores em numerosos estudos in vitro e in vivo[47, 49].

Houve consenso de que a literatura é fraca nas áreas de diagnóstico de cáries nas superfícies radiculares e adjacentes a restaurações existentes. Os problemas de avaliação da carga microbiológica da dentina desmineralizada adjacente ou por baixo de restaurações existentes, e a diferenciação entre cárie residual e secundária, são substanciais e importantes.

As imagens adquiridas digitalmente e pós-processadas têm um grande potencial na deteção de cáries não cavitadas e no diagnóstico de cáries secundárias. Estão a surgir novas técnicas de diagnóstico promissoras, incluindo a transiluminação por fibra ótica e a fluorescência de luz e laser.

Estas novas modalidades e o desenvolvimento de sistemas de imagiologia digital exigem uma avaliação laboratorial e clínica sólida.

As modalidades de diagnóstico existentes parecem ter uma sensibilidade e especificidade satisfatórias no diagnóstico de cáries dentárias substanciais, cavitadas; especificamente, os métodos radiográficos são essenciais no diagnóstico de lesões cariosas interproximais. No entanto, estas modalidades não parecem ter sensibilidade ou especificidade suficientes para diagnosticar eficazmente a cárie não cavitada, a cárie da superfície radicular ou a cárie secundária. Não existe atualmente nenhuma modalidade de diagnóstico que possa diferenciar entre cáries microbiologicamente activas e dentina desmineralizada sem atividade de cárie por baixo de uma restauração[48, 49]. A necessidade de identificação e estadiamento clínico da presença, atividade e gravidade da cárie dentária é de extrema importância na implementação de estratégias de tratamento que empregam modalidades não cirúrgicas cada vez mais importantes, como o flúor, os antimicrobianos, os selantes e a ausência de tratamento.

No entanto, um prognóstico exato da cárie ao longo da vida pode apoiar um nível de cuidados adequado e individualizado para cada paciente e uma utilização mais eficaz dos recursos de cuidados de saúde para o indivíduo e para a população. Além disso, à medida que a medicina dentária avança no sentido de uma deteção mais precoce das lesões e de uma orientação mais preventiva do que restauradora, uma boa avaliação do risco será essencial para melhorar os valores preditivos dos novos métodos de rastreio e diagnóstico através da pré-seleção de subpopulações de risco.

2.10. PREVENÇÃO PRIMÁRIA DA CÁRIE DENTÁRIA

Nos últimos 30 anos, várias estratégias a nível comunitário e individual para a prevenção da cárie, nomeadamente a fluoretação da água e a utilização de pastas dentífricas fluoretadas, têm sido muito bem sucedidas. A nível comunitário, a fluoretação da água tem sido amplamente aceite como eficaz e de grande importância na prevenção primária da cárie dentária. As intervenções individuais que podem proporcionar benefícios adicionais na prevenção primária da cárie dentária incluem a aplicação de gel de fluoreto de fosfato acidulado (APF), verniz fluoretado, géis de clorexedina, selantes de fossas e fissuras e a utilização de dentífricos e outros produtos que contenham edulcorantes não cariogénicos[46,

49,50.

- **Gel de fluoreto de fosfato acidulado (APF):** A evidência da eficácia do gel APF aplicado 1-2 vezes por ano foi consistentemente positiva.

- **Verniz fluoretado:** A evidência para o benefício da aplicação de verniz de flúor nos dentes permanentes é geralmente positiva. Em contraste, a evidência da eficácia do verniz de flúor aplicado aos dentes decíduos é incompleta e inconsistente.

- **Géis de clorexedina:** A evidência para a utilização do gel de clorexedina é moderadamente forte, embora muitos dos estudos que demonstram a sua eficácia tenham utilizado medidas preventivas concomitantes.

- **Selantes de fossas e fissuras:** Os selantes de fossas e fissuras demonstraram ser eficazes na prevenção primária de cáries e a sua eficácia mantém-se forte enquanto os selantes forem mantidos.

- **Produtos que contêm edulcorantes não-cariogénicos:** Os edulcorantes não cariogénicos têm sido administrados aos dentes como constituintes de pastilhas elásticas, rebuçados e dentífricos. A evidência tanto para o sorbitol como para o xilitol é positiva, embora a evidência para o xilitol seja mais forte. Quase todos os estudos sobre estes agentes incluíram outras intervenções, tais como dentífricos fluoretados, modificação da dieta e instruções de higiene oral.

- **Intervenções combinadas:** Há razões para crer que as estratégias preventivas podem ser mais eficazes quando são combinadas do que quando são administradas individualmente. Foram estudadas numerosas intervenções combinadas. Estas incluem intervenções combinadas de flúor, clorexedina mais flúor, clorexedina mais selantes, e clorexedina mais xilitol. A maioria dos estudos incluiu instruções sobre modificação da dieta e higiene oral e instruções para os grupos de controlo e experimental. Em geral, estes tratamentos combinados demonstraram ser eficazes na prevenção de cáries em crianças.

Foi encontrada evidência positiva consistente para a eficácia de todas as intervenções preventivas revistas em populações não seleccionadas de crianças em diferentes países. Além disso, a eficácia destas intervenções parece aumentar à medida que as pontuações de base do DMFS (superfícies cariadas, ausentes e preenchidas) aumentam, sugerindo que podem ser particularmente eficazes em populações de alto risco, ao mesmo tempo que levantam questões sobre a sua relação custo-eficácia em populações de baixo risco.

2.11. INVERTER OU TRAVAR A PROGRESSÃO DA CÁRIE DENTÁRIA PRECOCE

O processo de cárie é endémico e potencialmente tanto evitável como curável. Esta última pode ser alcançada identificando e travando ou revertendo a doença numa fase precoce. Embora seja necessária mais investigação, existem estratégias clínicas para o fazer e estas incluem a aplicação de fluoretos, clorexedina, selantes, antimicrobianos, potenciadores salivares e educação dos doentes. Os fluoretos e a clorexedina podem ser administrados sob a forma de vernizes, enxaguamentos ou géis. Muitas destas mesmas estratégias são também adequadas para a prevenção primária[44, 50, 51]. Alguns destes métodos de tratamento foram testados em populações clínicas com resultados prometedores.

1. **Fluoreto:** é utilizado como fluoreto na água e nos dentífricos, vernizes fluoretados. Disponível para utilização também em bochechos e aplicações de gel.
2. **Clorexedina:** Para vernizes e géis, são eficazes como colutórios de clorexedina
3. **Selantes:** A utilização de selantes de fossas e fissuras também é capaz de travar a cárie.
4. **Combinações:** As combinações de clorexedina, flúor e/ou selantes são sugestivas de eficácia.
5. **Antimicrobianos:** Embora o estreptococo mutans seja reconhecido como parte da patologia da cárie, uma abordagem antimicrobiana parece razoável e actua como tratamento antimicrobiano juntamente com a clorexedina e os fluoretos, ambos com propriedades antibacterianas.
6. **Melhoradores salivares:** Embora haja indicações de que um fluxo salivar patologicamente baixo, como consequência da síndrome de Sjogren ou como efeito do tratamento por radiação

da cabeça ou do pescoço ou de medicamentos xerostómicos, está associado a cáries, não há provas de que um fluxo salivar normal baixo produza um resultado semelhante.

7. **Modificação comportamental:** A maioria das intervenções requer a adesão do paciente, e as intervenções comportamentais baseadas no consultório são úteis para travar ou inverter a progressão da cárie.

CAPÍTULO 3

MATERIAIS E MÉTODOS

3.1. ÁREA DE ESTUDO

Este estudo foi efectuado na cidade de Ungogo, situada na área da Administração Local de Ungogo do Estado de Kano. A sua massa terrestre cobre a ala nordeste da metrópole de Kano, abrangendo as áreas da Administração Local de Fagge e Dala a sul, Dawakin Tofa a oeste, Minjibir a nordeste e Nassarawa a sul. O Governo Local de Ungogo tem uma população total de 168 373 habitantes (Censo de 2006), com um rácio quase igual entre homens e mulheres (Homens = 86 579 e Mulheres = 81 794) de acordo com o Censo Nacional de 2006.[52] A maioria da população é constituída por agricultores, criadores de gado/ovinos ou pequenos comerciantes. A população é predominantemente muçulmana Hausa/Fulani. A área do Governo Local tem onze circunscrições políticas, quatro suburbanas e as restantes rurais. Existem quarenta e uma aldeias e cento e trinta e cinco aldeias tradicionais. Existem vinte e três estabelecimentos de saúde na área da administração local.[53]

[st]Ungogo é um dos governos locais menos desenvolvidos do Estado de Kano, desde a criação do Estado em 1 de abril de 1968. O Estado de Kano é composto por 44 áreas de governo local. É um estado homogéneo com uma população total de 9.383.682 habitantes e uma taxa de crescimento anual de 3,3 (Censo Nacional de 2006). Tem uma distribuição quase igual de homens (51%) e mulheres (49%). Mais de metade da população do Estado de Kano é constituída por crianças. De acordo com a Direção-Geral da Educação, existem 9.466 escolas corânicas, 3.421 escolas primárias, 388 escolas secundárias e 392 escolas secundárias, das quais 76. 6% das crianças do sexo masculino têm acesso à educação, em comparação com 31,7% das crianças do sexo feminino. 37. 6% têm acesso a abastecimento de água portátil (água canalizada); mais de 75% da população vive na zona rural. O Estado de Kano tem uma taxa de alfabetização de 35% e a taxa média de escolarização é de 90% para o ensino primário, 80%

para o ensino secundário e 60% para o ensino superior[53, 54] . O fosso entre as matrículas masculinas e femininas tem consequências significativas na educação, no acesso aos cuidados de saúde e nas instalações económicas e sociais do Estado.

3.2. CONCEPÇÃO DO ESTUDO

Este estudo é um estudo descritivo transversal de estudantes com idades compreendidas entre os 11 e os 14 anos, observados na administração local de Ungogo, no Estado de Kano. Os participantes neste estudo seriam retirados das escolas secundárias júnior seleccionadas na administração local, utilizando uma tabela de números aleatórios (técnica aleatória simples), sendo os sujeitos escolhidos a partir da lista de alunos das escolas seleccionadas.

Posteriormente, seria obtido dos pais ou do tutor um consentimento informado devidamente assinado para examinar os participantes; o formulário de consentimento seria distribuído a todos os participantes seleccionados para levar para casa, sendo devolvido no dia seguinte antes do exame dos sujeitos e da administração dos questionários. O exame clínico é efectuado pelo investigador. O CPOD e outros valores relevantes são obtidos a partir do questionário. Os participantes serão examinados sentados numa cadeira escolar, com a utilização de um espelho dentário descartável e de uma sonda dentária romba esterilizada para evitar infecções cruzadas. O diagnóstico de cárie basear-se-á apenas no exame clínico.

3.3. POPULAÇÃO ESTUDADA

A lista das escolas do primeiro ciclo do ensino secundário no governo local de Ungogo foi fornecida pelo Kano State Secondary School Management Board (KSSMB) e foram seleccionadas aleatoriamente quatro escolas de uma amostra de 15 escolas do primeiro ciclo do ensino secundário. A população total de alunos com idades compreendidas entre os 11 e os 14 anos nas 4 escolas seleccionadas era de 1519 homens e 1027 mulheres.

Schools	A	B	C	D	Total
Males	50	52	50	49	201
Females	23	22	24	24	93
Total	73	74	74	73	294

Estes indivíduos foram seleccionados aleatoriamente a partir da lista de estudantes, utilizando uma tabela de números aleatórios: 201 homens e 93 mulheres (294 no total) com idades compreendidas entre os 11 e os 14 anos e que satisfaziam igualmente outros critérios de inclusão.

3.4. DETERMINAÇÃO DA DIMENSÃO DA AMOSTRA

O tamanho da amostra (n) necessário para este estudo foi calculado com base em dados anteriores de C. Udoye et al 2009[55] , com uma prevalência (P) de 24,1% (0,24) para cáries e um nível de confiança de 95% (Z= 1,96) e um erro máximo tolerável (E) não superior a + 0,05.

n = (Z ÷ E)^2 x p (1 - P) (Marchin e Campbell)

Nível de confiança (Z) em vários níveis:

- A95%= 1,96

- A98%= 2,53

- A99%= 2,58

Quanto mais elevado for o nível de confiança (Z), menor é o erro de amostragem e mais representativa é a dimensão da amostra. Por conseguinte, Z a 95%

Onde

n = Tamanho da amostra
Z = Nível de confiança pretendido = 1,96

P = Prevalência = 24,1% = 0,24

E = Erro máximo tolerável da amostra = +0,05

Então,

n = (1,96 + 0,05)2 x 0,24 (1 - 0,24)

= (39,2)2_x 0,24 x 0,76

= 1536.64 x 0.1824

= 280.28

A dimensão efectiva da amostra é de 280,28;

Então,

0.05 x 280.28 = 14.014

Dimensão total da amostra =

280.28 + 14.014 = 294.29

Foi necessária uma amostra de estudo de 294 indivíduos, selecionada aleatoriamente na escola rural escolhida na área da administração local de Ungogo.

3.4. TÉCNICA DE AMOSTRAGEM

Foi utilizada uma amostragem aleatória em várias fases. Em cada fase, foi utilizada uma amostragem aleatória simples para selecionar as escolas e, em seguida, uma amostra aleatória simples para os participantes na base de amostragem do estudo.

3.5. CONSIDERAÇÕES ÉTICAS

Para respeitar as escolhas autónomas e a integridade dos participantes, estes foram informados verbalmente de que o estudo era voluntário e que, se algum aluno mudasse de ideias antes ou durante a resposta ao questionário, podia interromper a sua participação em qualquer altura. Os alunos foram também informados de que as respostas ao questionário eram confidenciais e não seriam lidas por mais ninguém para além do investigador. O questionário respondido seria destruído quando os resultados do estudo fossem compilados.

- Foi obtida autorização do Comité de Ética Médica do Hospital Universitário Aminu Kano (Anexo II).

- Foi obtido o consentimento informado das autoridades escolares antes da realização do estudo.

- Foi obtido o consentimento informado dos pais e encarregados de educação antes da realização do estudo.

- Todos os registos foram mantidos em estrita confidencialidade.

- Não foi dada autorização para tirar fotografias clínicas

3.6. CRITÉRIOS DE INCLUSÃO

- Todos os participantes seleccionados aleatoriamente, com idades compreendidas entre os 11 e os 14 anos, na escola da administração local.

- Participantes que deram o seu consentimento para participar

3.7. CRITÉRIOS DE EXCLUSÃO

* Os que tinham menos de 1 ano ou mais de 14 anos de idade
* Participantes que não deram o seu consentimento

3.8. INSTRUMENTO DE MEDIÇÃO

O instrumento de medição é um questionário semi-estruturado administrado por um entrevistador, desenvolvido para o estudo. Os questionários foram administrados aos alunos seleccionados aleatoriamente para obter informações sobre variáveis sócio-demográficas e práticas de higiene oral e um estado da dentição (CPOD e PUFA). O total de perguntas era de 28, divididas em quatro partes, com duas partes sobre o CPOD e o PUFA, respetivamente:

     i. Informações gerais (2 - perguntas)

     ii. Atitudes em matéria de saúde oral (11 - perguntas)

     iii. Conhecimentos sobre saúde e doenças orais (6 - perguntas)

     iv. Atitudes pessoais em relação aos cuidados de saúde oral (9- perguntas)

     v. DMFT (Dentes cariados, perdidos e obturados)

     vi. PUFA (Envolvimento pulpar, Ulceração, Fístula, Abcesso)

3.9. VARIABILIDADE INTRA-EXAMINADOR

Apenas um examinador, ou seja, o autor (intra-examinador), efectuou todos os exames orais; todos os participantes foram observados apenas pelo investigador, de modo a eliminar preconceitos e erros entre observadores durante a identificação de cáries. A fim de eliminar mal-entendidos no questionário e garantir que não se perdessem pormenores importantes, as perguntas foram interpretadas na língua local (hausa), que é bem compreendida pelo investigador.

O estudo decorreu durante o intervalo dos participantes e estes tiveram de utilizar o seu tempo livre para responder às perguntas.

3.10. VALIDAÇÃO DO ESTUDO

A população da amostra foi selecionada aleatoriamente entre os estudantes, que demonstraram um cuidado e uma diligência adequados. Embora se diga que os questionários carecem muitas vezes de validade por várias razões - os participantes podem mentir, dar respostas que são desejadas, receio de serem menosprezados, etc. - o questionário foi pré-testado para garantir a sua consistência.

3.11. COLLAÇÃO DE DADOS

Em cada visita à escola, os questionários foram administrados pelo autor aos alunos seleccionados aleatoriamente nas turmas 1, 2 e 3 do primeiro ciclo do ensino secundário dos grupos etários estudados (11 - 14 anos) das quatro escolas seleccionadas na área de estudo. No total, 201 homens e 93 mulheres (294) participaram no estudo. Foi efectuado um exame oral e o diagnóstico de cáries foi feito por exame visual e tátil numa sala de aula com um espelho bucal plano, uma sonda dentária romba e uma espátula de madeira, sob iluminação natural. Foram utilizados objectos/materiais de exame descartáveis para examinar os indivíduos, de modo a evitar a infeção cruzada. O local do estudo tornou impraticável a utilização de equipamento radiográfico ou de fibra ótica. Os dentes cariados, ausentes e obturados foram pontuados com o índice DMFT e o índice PUFA, respetivamente. Todos os 294 questionários foram respondidos e compilados.

3.13. ANÁLISE DE DADOS

Para o efeito, utilizou-se o Statistical Package for Social Science (SPSS) versão 14.0 e o Microsoft Excel. As variáveis categóricas foram analisadas com o teste do Qui-Quadrado, enquanto as médias foram comparadas com o teste t de Student. Foram utilizados números absolutos e percentagens simples para descrever as variáveis categóricas. Do mesmo modo, as variáveis quantitativas foram descritas utilizando medidas de tendência central (média, mediana) e medidas de dispersão (intervalo, desvio padrão), conforme apropriado. Um valor de P inferior ou igual a 0,05 foi considerado estatisticamente significativo. Todos os resultados foram obtidos com um intervalo de confiança de 95%. A apresentação dos dados foi efectuada em tabelas, quadros e gráficos e outras ilustrações relevantes. Foram geradas estatísticas comparativas e determinados testes de significância utilizando o teste do Qui-Quadrado e outras ferramentas estatísticas relevantes para comparar os índices de saúde oral nos grupos etários estudados.

3.14. PROTOCOLO DE ESTUDO

A lista das escolas do primeiro ciclo do ensino secundário da autarquia local de Ungogo foi fornecida pelo Kano State Secondary School Management Board (KSSMB) e foram seleccionadas aleatoriamente quatro escolas de uma amostra de 15 escolas do primeiro ciclo do ensino secundário. A população total de alunos com idades compreendidas entre os 11 e os 14 anos nas 4 escolas seleccionadas era de 1519 homens e 1027 mulheres.

Schools	A	B	C	D	Total
Males	50	52	50	49	201
Females	23	22	24	24	93
Total	73	74	74	73	294

Estas crianças foram seleccionadas aleatoriamente a partir da lista de alunos, utilizando uma tabela de números aleatórios, 201 do sexo masculino e 93 do sexo feminino que se encontravam dentro do intervalo de idades (11 - 14 anos) e que também satisfaziam outros critérios de inclusão. Os participantes foram observados apenas pelo investigador.

Foi então obtido o consentimento informado dos directores e encarregados de educação destas crianças seleccionadas. Os questionários foram então administrados aos alunos seleccionados para obter informações sobre variáveis sócio-demográficas e práticas de higiene oral.

Durante cada visita à escola, os questionários foram distribuídos pelo autor a alunos seleccionados aleatoriamente nas turmas do 1º, 2º e 3º anos do ensino secundário dos grupos etários em estudo (11 - 14 anos) das quatro escolas seleccionadas na área de estudo. Foram seleccionados aleatoriamente 294 participantes, dos quais 201 eram rapazes e 93 eram raparigas. A fim de eliminar mal-entendidos no questionário e garantir que não se perdessem pormenores importantes, as perguntas foram interpretadas e esclarecidas na língua local (hausa), que é a língua falada pelo investigador. A administração do questionário e os exames orais foram efectuados durante o intervalo dos participantes. O objetivo era evitar interrupções na aula e criar um ambiente descontraído, o que não seria possível se tivesse sido organizado durante o tempo normal de aulas dos alunos.

Os exames orais e o diagnóstico de cáries foram efectuados por exame visual e tátil numa sala de aula, com um espelho bucal plano, uma sonda dentária romba e uma espátula de madeira, sob iluminação natural. Foram utilizados objectos e materiais de exame descartáveis para examinar as crianças, a fim de evitar a infeção cruzada. Os dentes cariados, ausentes e obturados foram pontuados com o índice CPOD e o índice PUFA, respetivamente. Todos os 294 questionários distribuídos foram respondidos e recuperados. O estudo foi realizado de 18th de janeiro de 2011 a 28th de janeiro de 2011. Durante o estudo, foi efectuado aconselhamento dentário e encaminhamento para o Hospital Universitário Aminu Kano (AKTH) para um tratamento dentário adequado de alguns dos participantes, tendo sido atenuados os receios de frequentar uma clínica dentária.

CAPÍTULO 4

4.0.   RESULTADOS

No total, 294 estudantes participaram no estudo. A maioria dos inquiridos era do sexo masculino. A idade mediana era de 12 anos, a idade média era de 12,7 anos

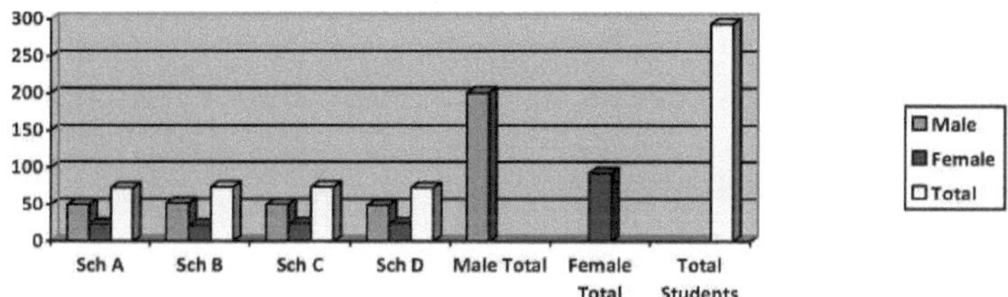

Tabela 1: Distribuição de acordo com o género e as escolas

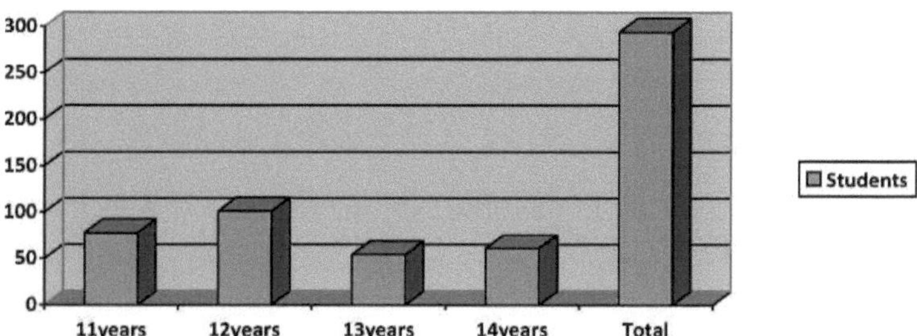

Quadro 2: Distribuição etária

Atitudes em matéria de saúde oral (OHA)

Answer options	i	ii	iii	iv	v	vi	vii	viii	ix	x
Questions										
1-Visiting the dentist	161	33	36	40	0	0	0	21	3	0
2-When sick what you do	146	26	119	3	0					
3-Care of the teeth & gum	207	39	28	56	44	0				
4-Cleaning teeth regularly	73	221								
5-Infection of the gum	74	201	19	0						
6-Foods affecting teeth & gum	232	62								
7-Tooth ache & dentist	219	63	52	52						
8-Prefer tooth filled	39	31	7	2	256	9	0			
9-Scaling Teeth (clinic)	141	52	71	42	161	0				
10-Children loosing teeth	259	35								
11-Children gum disease	73	221								
Total										

Questionnaire: **Dental caries in children 11-14 years, Ungogo Local government, Kano state (Sani, 2011)**

Quadro 3: Distribuição das respostas sobre a OHA

Conhecimentos de saúde oral (OHK)

Answer Options	i	ii	iii	iv	v
Questions					
1-foods + toothache	200	19	15		
2-foods + healthy teeth & gum	189	80	7	18	
3-dentist visit + teeth & gum	142	100	52		
4-brushing + chewing stick	159	61	74		
5-Gum disease causes	38	152	84	57	
6-Tooth decay causes	31	90	89	172	44
Total					

Questionnaire: **Dental caries in children 11-14 years, Ungogo Local government, Kano state (Sani, 2011)**

Quadro 4: Distribuição das respostas sobre a OHK

Comportamento em matéria de saúde oral (OHB)

Answer Options	i	ii	iii	iv	v	vi	vii	viii	ix	x
Questions										
1-Brush teeth with	178	2	47	30	0	11	49	0	18	22
2-Times cleaning teeth	51	107	92	17	10	17				
3-Brushing with chewing stick	221	73								
4-Eating fresh fruits	54	99	68	30	43					
5-Eating vegetables	29	107	37	30	91					
6-Eating protein foods	36	87	48	52	71					
7-6months dentist visit	0	217	77							
8-Last dental visit	13	281								
9-Eating sweet foods	84	15	79	68	27	21				
Total										

Questionnaire: **Dental caries in children 11-14 years, Ungogo Local government, Kano state (Sani, 2011)**

Quadro 5: Distribuição das respostas sobre a OHB

A Tabela 3 mostra que apenas 13 dos 294 inquiridos tinham visitado um dentista uma a duas vezes e nove tinham ido ao dentista mais de cinco vezes durante a sua vida. As razões para as não visitas ao dentista estão descritas na tabela, uma vez que 161 afirmaram não ter problemas. No total, todos os inquiridos responderam às perguntas e, destes, dez deram mais do que uma resposta. 146 concordaram em tomar remédios dos pais para qualquer doença. 207 responderam sobre a importância de cuidar dos dentes e das gengivas, enquanto 221 concordaram com a limpeza regular, embora 201 não tivessem ideia da gravidade da infeção das gengivas.

219 preferiram a extração, contra apenas 9 que concordaram com as obturações, apesar de 256 terem aceitado a ignorância de conhecimentos sobre tratamentos dentários. 259 acreditam que é normal as crianças perderem os dentes e 221 aceitam o facto de que é normal as crianças terem doenças das gengivas, apesar de 232 concordarem que os tipos de alimentos ingeridos afectam a saúde dos dentes e das gengivas.

Os resultados mostraram que 159 inquiridos escovavam os dentes duas vezes por dia com um pau de mascar ou uma escova de dentes, 61 inquiridos afirmaram que escovavam os dentes uma vez por dia Tabela 4. O utensílio mais frequentemente utilizado para limpar os dentes foi o pau de mascar (n= 178)

Quadro 5. Outras ajudas mencionadas para a limpeza dos dentes foram o sal e os ramos da árvore 'dogonyaro'. Foi possível dar mais do que uma alternativa à pergunta e 49 inquiridos referiram a utilização do pau de mascar e da pasta de dentes, e 22 outros utilizaram sal, pasta de dentes e pau de mascar. 141 inquiridos responderam que gostariam que os seus dentes fossem limpos na clínica dentária (Tabela 3). 92 responderam usar diariamente o pau de mascar ou a pasta de dentes, 51 nem por isso, apenas 17 duas vezes por dia, 10 mais do que duas vezes, outras 17 foram variantes diferentes e, finalmente, 107 inquiridos responderam que não escovavam os dentes todos os dias (Tabela 5).

O conhecimento geral sobre saúde e doenças orais foi elevado no que respeita à cárie e à gengivite. Dentro do grupo de estudo, 200 responderam que a cárie dentária (cárie dentária) é causada por alimentos doces, enquanto 152 concordaram que os alimentos doces também causam doenças das gengivas (Tabela 4), embora houvesse uma combinação múltipla das substâncias causadoras, como confirmado pelas respostas múltiplas dos inquiridos. 172 afirmaram que a cárie dentária é causada por pequenos vermes (A lenda dos vermes?!) e apenas alguns, 31, acreditam que comer alho causa cáries.

Cento e sete inquiridos responderam que comem legumes uma vez por semana e 99 ingerem fruta também uma vez por semana. Oitenta e sete afirmaram que ingerem alimentos proteicos uma vez por semana, sendo que 79 inquiridos ingerem alimentos doces uma vez por semana e 84 todos os dias. Apenas quinze responderam que não ingerem alimentos doces por diferentes razões, 68 mais do que uma vez por semana, 27 mais do que três vezes por semana e 21 deram respostas diferentes. Na Tabela 5, efetivamente 221 escovavam os dentes com palitos de mascar. Duzentos e oitenta e um inquiridos nunca foram a uma clínica dentária, enquanto 217 não concordam em visitar o dentista porque afirmam não ter problemas dentários, enquanto os restantes 77 deram razões diferentes e nenhum inquirido visitou o dentista de seis em seis meses. 142 consideraram que são necessárias visitas regulares semestrais ao dentista, 100 discordam e 52 são indiferentes. É interessante notar que 159 concordam com a utilização de palitos de mascar ou com a escovagem para manter os dentes e as gengivas saudáveis, enquanto 61 discordaram claramente e 74 apresentaram variantes (Tabela 5), embora a maioria dos participantes estivesse sempre ansiosa por perguntar ao investigador sobre cuidados de saúde oral no final da administração do questionário.

variable	Males	Females	Total
Dental caries present	175 (87.1%)	79 (84.9%)	254 (86.4%)
Dental caries absent	26 (12.9%)	14 (15.1%)	40 (13.6%)
Total	201 (100.0%)	93 (100.0%)	294 (100.0%)

Tabela 6: Distribuição por sexo das cáries entre as crianças dos 11 aos 14 anos de idade

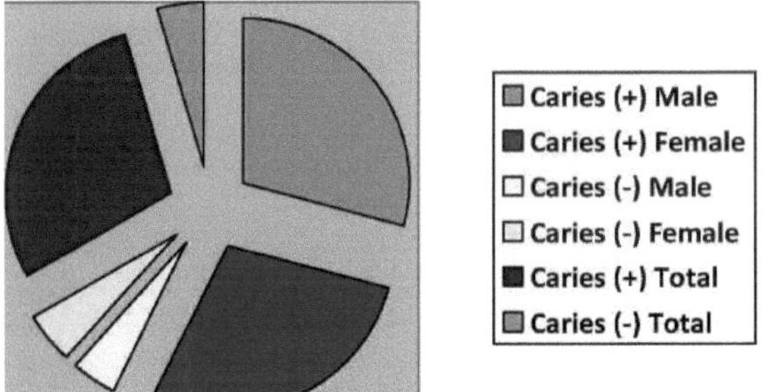

Figura 1: Distribuição por sexo das cáries nos indivíduos

variable	Number	Mean DMFT ± SD
Gender		
Male	201	2.35 ± 1.33
Female	93	2.54 ± 0.86
Total	294	2.42 ± 1.53
Age(years)		
11	78	2.17 ± 1.21
12	101	2.27 ± 0.62
13	54	2.35 ± 1.47
14	61	2.18 ± 1.20

Tabela 7: Distribuição por idade e sexo do CPOD médio

Tooth Type	Prevalence (%)
6	46.7
7	44.2
4	2.2
5	5.3
3	-
1	0.8
2	0.8
Total	100.0

Tabela 8: Distribuição de cáries entre os diferentes tipos de dentes

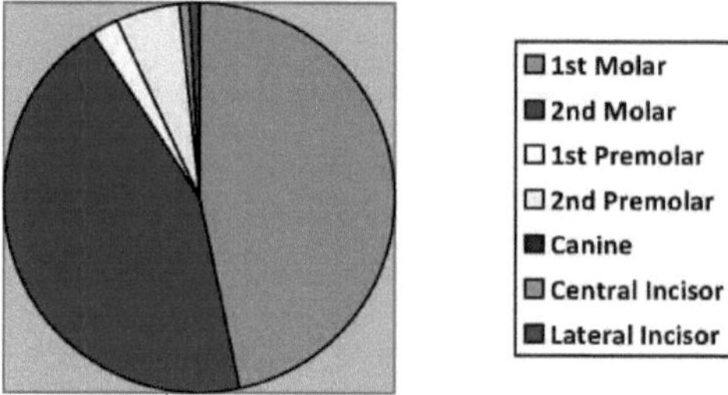

Figura 2: Prevalência de cáries na dentição

Maxila

Tooth No.	7	6	5	4	3	2	1	1	2	3	4	5	6	7
Caries (%)	3.1	2.9	0	0	0	0.8	0.8	0	0	0	0	1.6	7.0	8.5

Mandíbula

Tooth No.	7	6	5	4	3	2	1	1	2	3	4	5	6	7
Caries (%)	0.8	14	22.5	0	0	0	0	0	0.8	13.2	18.6	0.8	11.0	0.9

Tabela 9: Percentagens da distribuição intra-arco da cárie dentária

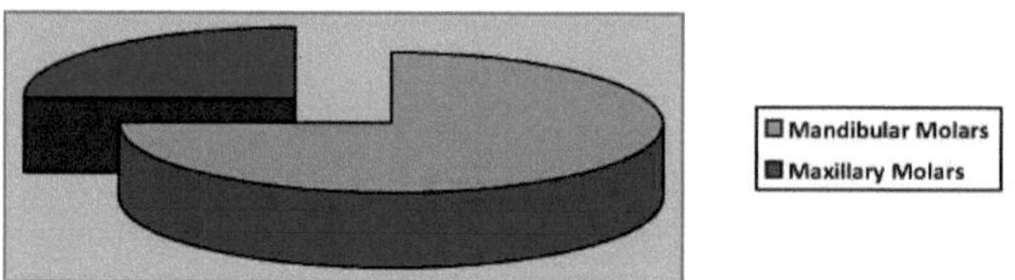

Molares mandibulares = 69,8%, molares maxilares = 23,2%

Figura 3: Percentagem de cáries inter-arcos nos molares

O CPOD médio aumentou com a idade, embora tenha sido observada uma queda aos 14 anos. (Tabela 7) 2,18 ± 1,20 e para o sexo masculino foi de 2,35 ± 1,33. O CPOD médio para o sexo feminino foi de 2,54 ± 0,86. Foram estudados 294 escolares com idade entre 11 e 14 anos. Deste número, 201 (68,4%) eram rapazes e 93 (31,6%) eram raparigas. Também das 294 crianças, 254 (86,4%) tinham cáries, 40 (13,6%) não tinham cáries. A distribuição por sexo das cáries mostrou que 175 (87,1%) eram rapazes, enquanto os restantes 79 (84,9%) eram raparigas. 26 (12,9%) homens e 14 (15,1%) mulheres estavam livres de cáries. Não houve diferença significativa na distribuição de cáries por sexo (P = 0,141) (Tabela 6). O CPOD médio da população estudada foi de 2,42

A cárie dentária foi mais prevalente nos primeiros molares (46,7%), seguida pelos segundos molares (44,2%), segundo pré-molar (5,3%), não havendo cárie nos caninos (Tabela 8). A cárie dentária ocorreu mais frequentemente nos molares inferiores (69,8%) do que nos molares superiores (23,2%). Na maxila, a cárie foi mais prevalente na metade esquerda (17,9%) do que na metade direita (8,6%), com significância estatística (P<0,05) (Tab. 9).

	11(n=78)	12(n=101)	13(n=54)	14(n=61)
Prevalence DMFT > 0	36	78	69	45
Overall caries prevalence	80	82	88	73
Prevalence of a PUFA	58	50	61	53

Quadro 10: Prevalência de cáries e de PUFA em jovens de 11, 12, 13 e 14 anos

	11(n=78)	12(n=101)	13(n=54)	14(n=61)
Mean DMFT	2.2 (1.2)	2.3 (0.6)	2.4 (1.5)	2.2 (1.2)
Mean PUFA	1.9 (0.5)	1.0 (1.3)	1.2 (1.5)	1.1 (1.2)
Mean P	2.1 (1.0)	2.8 (1.2)	2.9 (1.0)	2.7 (1.1)
Mean U	2.0 (0.9)	1.3 (0.9)	1.2 (0.9)	2.1 (0.8)
Mean F	1.0 (0.7)	0.9 (0.7)	1.0 (0.7)	1.0 (1.0)
Mean A	1.0 (1.0)	1.1 (1.2)	1.1 (1.3)	0.9 (0.6)

P=Pulpal involvement, U=Ulceration, F=Fistula, A=Abscess

Tabela 11: Experiência média de cárie (DP) e experiência média de PUFA (DP) de 11, 12, 13 e 14 anos de idade

No grupo de 11 a 14 anos de idade, foram examinadas 294 crianças com uma idade média de 12,7 anos e mediana de 12 anos. A prevalência global de cárie (idade) foi de 80% (11), 82% (12), 88% (13) e 73% (14), respetivamente, enquanto 85% das crianças de 13 anos apresentavam pelo menos um dente com envolvimento pulpar (Tabela 10). A dentição do grupo de estudo apresentava 2,4 CPO-D, concentrado puramente no componente D e quase toda a cárie ocorrendo no primeiro molar (Tab. 8), não havia obturações e o componente M era de 0,2. O índice PUFA para a dentição como apresentado (Tabela 11) mostrou que a 'Relação PUFA de Cárie Não Tratada' era de 61%, indicando que 61% do componente D tinha progredido para uma infeção odontogénica. Rácio PUFA como: [(PUFA) + (D)] x 100

CAPÍTULO 5

5.0. DISCUSSÃO

Os resultados mostraram que a maioria dos inquiridos escovava os dentes de forma irregular, enquanto o utensílio mais frequentemente utilizado para limpar os dentes era o palito de mascar e cerca de um terço dos inquiridos limpava os dentes uma vez por dia. Bons hábitos de saúde oral entre crianças em idade escolar também foram demonstrados num estudo dinamarquês (Christensen et al., 2003).

O conhecimento geral sobre a cárie, a gengivite e a sua causa era bom entre os inquiridos, embora mais de metade dos inquiridos apoiasse a teoria da lenda dos vermes. Alguns estudos mostraram resultados semelhantes (Mani et al., 2010; Wyne et al., 2002), mas, em contraste com outros investigadores, Al-Hussaini et al. (2003) revelaram uma falta de conhecimentos sobre as causas e a prevenção da cárie dentária entre os estudantes do Kuwait. O conhecimento sobre a visita ao dentista era insuficiente. Isto pode ser explicado pelo facto de os estudantes nunca terem tido educação sobre saúde oral ou qualquer tipo de conversa sobre saúde. De acordo com Ranganathan & Hemalatha (2006), a gengivite era uma das doenças orais mais comuns em África, pelo que os conhecimentos dos estudantes sobre a doença deveriam ser mais elevados, apesar de nunca terem tido uma sensibilização para a saúde oral. A mesma falta de conhecimento sobre a gengivite é demonstrada neste estudo (Al-Hussaini et al., 2003).

Os inquiridos tinham uma frequência muito baixa nos serviços dentários. Isto pode ser explicado por muitas razões, tais como o acesso aos serviços de saúde oral, factores socioeconómicos e atitudes em relação à saúde oral (Adeleke & Danfillo, 2005). A irregularidade nas consultas dentárias também foi relatada por outro estudo realizado na Jordânia em crianças em idade escolar (Al-Omiri et al., 2006). Embora os inquiridos tenham mostrado uma atitude positiva em relação aos cuidados de saúde oral, a irregularidade das consultas dentárias pode ser explicada pelo acesso limitado aos serviços de saúde oral. O número de serviços de saúde oral em Kano não é suficiente em relação ao número de residentes no estado e a maioria das clínicas dentárias não está adequadamente equipada (Jeboda, 2009; Thorpe,

2003). Isto também pode dever-se ao facto de os tratamentos dentários serem caros em algumas instalações de cuidados de saúde oral, especialmente no sector privado, e de algumas pessoas não poderem pagar estes cuidados dentários (Petersen, 2008). Os serviços de saúde oral também podem ser vistos como um luxo e a assistência dentária pode ter uma baixa prioridade entre as pessoas que vivem nos países em desenvolvimento.

A maioria deu uma ou mais alternativas às doenças orais relacionadas com a dieta. Este resultado pode ser esperado, uma vez que Kano está envolvida num programa local hausa Rigakafi (prevenção) para reduzir a prevalência de doenças em geral. Os resultados relativos ao conhecimento e à vontade de ter consciência dos cuidados de saúde oral foram generalizados entre os estudantes. Também tiveram atitudes positivas relativamente aos cuidados de saúde oral. Os alunos consideraram os cuidados de saúde oral como uma prioridade elevada e como uma questão importante. Os resultados também mostraram que os estudantes consideravam necessárias visitas regulares ao dentista e que é necessária a colaboração entre os cuidados dentários e as práticas de cuidados de saúde regulares. Outros estudos também demonstraram atitudes positivas em relação aos cuidados de saúde oral. Wardh et al (2008) referiram num estudo sueco que as atitudes são mais positivas entre as crianças em idade escolar em comparação com outros grupos de crianças.

Bons conhecimentos e atitudes positivas sobre saúde oral e cuidados de saúde oral em crianças em idade escolar poderiam tornar possível melhorar a saúde oral e a qualidade de vida dos seus pacientes (Quandt, 2009; Ranganathan & Hemalatha, 2006). Embora o conhecimento sobre saúde oral fosse bom, os dados mostraram irregularidade nas visitas ao dentista por parte dos inquiridos.

A limitação deste estudo inclui a impossibilidade de utilizar radiografias para detetar cáries interproximais. Como resultado, o valor da experiência de cárie pode ser uma subestimação da verdadeira prevalência de cárie se as radiografias fossem utilizadas. Além disso, os valores do CPOD não mostram o número de dentes em risco de desenvolver cárie. Apesar destas limitações, o CPOD foi considerado um instrumento rápido e universalmente aplicável que tem sido utilizado durante décadas.

A prevalência de cáries (82%) neste estudo foi elevada em comparação com o relatório de um estudo anterior (Okeigbemen, 2004). A diferença em ambos os estudos pode dever-se às diferenças nos contextos socioeconómicos, padrão de visitas ao dentista, práticas de higiene oral, programa de saúde escolar, educação e emprego dos pais. Dados de outros estudos observaram que a prevalência de cáries é menor nos países africanos quando comparada com a Ásia e a América Latina (OMS, 2003).

Estes resultados são semelhantes aos observados por Okeigbemen (2004). No entanto, alguns investigadores não obtiveram qualquer diferença significativa entre os sexos (Brekhus, 1931; Daneshkazemi et al, 2005). No estudo de Hahn et al (1999) não se registaram diferenças específicas entre os sexos relativamente ao CPOD quando avaliado pelo teste t de Student, mas quando avaliado por regressões múltiplas, as mulheres apresentaram um CPOD significativamente mais elevado do que os homens. As diferenças iniciais entre os sexos na prevalência de cáries que podem ocorrer em crianças estudos mostraram que a prevalência de cáries em ambos os sexos tende a ser semelhante na vida adulta (OMS, 1997).+ 0,86) quando comparada com os rapazes (CPOD: 2,35 os valores significativamente mais elevados de CPOD observados nas raparigas (CPOD: 2,54

Utilizando a escala de gravidade do CPOD da OMS e o grupo etário indicador de 12 anos, o resultado do presente estudo foi elevado. O resultado atual de aumento gradual do CPOD com o aumento da idade foi semelhante ao relatório de Okeigbemen (2004), que apresentou valores médios do CPOD de 0,51 e 0,66 para crianças de 11 e 14 anos, respetivamente. Estes dois relatórios também estão de acordo com os de outros estudos (OMS, 1997; Alvares-Arenal et al, 1998). A queda nos valores do CPOD registada aos 14 anos pode ser um achado acidental. No entanto, pode ser que as idades de 11, 12 e 13 anos sejam grupos etários de alto risco para o desenvolvimento de cáries, o que pode ser devido a um controlo ineficiente da higiene oral, aumento do índice de placa, etc. (Alamondi e Mosoud, 1995).

Por outro lado, a queda aos 14 anos pode dever-se à diminuição transitória do número de bactérias cariogénicas e ao aumento da imunoglobulina A (Tenovuo, 1986). Foi demonstrado que esta redução no número de bactérias cariogénicas acompanha a transição entre a dentição mista tardia (Schlageahauf e Rosendhal, 1990). Em geral, como a pontuação do CPOD de um indivíduo não pode diminuir com o tempo, existe uma relação direta entre o índice CPOD e a idade (Woodmansay, 2005).

Uma variação acentuada observada na distribuição da cárie no presente estudo concordou com o relato de Brekhus (1931), no qual os primeiros molares, segundos molares e pré-molares são predominantemente afetados. Além disso, o presente trabalho observou que o componente D do índice CPOD foi responsável por 91,3% de todas as cáries. Estes resultados também estão de acordo com o relatório de Okeigbemen (2004). O alto componente D é uma indicação de uma alta percentagem de cáries não tratadas e uma alta necessidade de tratamento (Akpata e Shammary, 1992). O alto CPOD em certos tipos de dentes foi atribuído à similaridade das características genéticas, morfológicas, estruturais e ecológicas de cada tipo (Mc Donald e Avery, 1985).

O envolvimento de mais dentes mandibulares do que maxilares está de acordo com o relatório de Bajonio et al. nos EUA, mas não com o de Brekhus (1931), que relatou uma maior prevalência na arcada maxilar e um envolvimento igual de ambas as metades da arcada maxilar pela cárie dentária. A maior prevalência de cárie no molar inferior no atual estudo com crianças em idade escolar pode estar relacionada com a progressão mais rápida da cárie nos dentes molares inferiores, saliva relativamente abundante e o seu efeito anticárie nos molares superiores do que nos molares inferiores, maior acondicionamento de alimentos e potencial de acumulação de placa na região posterior da mandíbula do que na região maxilar (Kleinberg e Jenkin, 1964).

Durante a última década, a epidemiologia internacional da cárie centrou-se no desenvolvimento de critérios de diagnóstico mais sensíveis para permitir a avaliação das fases iniciais da cárie[9, 58]. Isto é considerado importante à luz do declínio das lesões de cárie cavitadas em países de elevado rendimento, onde as intervenções não operatórias e preventivas requerem um índice que distinga entre as diferentes fases das lesões iniciais de cárie[9]. No entanto, nos países de baixo e médio rendimento, bem como nas comunidades carenciadas dos países de elevado rendimento, onde as pessoas têm pouco acesso, mesmo às formas mais básicas de cuidados, é necessário um índice de diagnóstico que aborde as fases avançadas das lesões de cárie não tratadas.

A forma como os dados relativos à cárie são apresentados tem um impacto considerável na forma como são interpretados pelos decisores no domínio da saúde. Por exemplo, o CPOD de 2,9 para uma criança de 12 anos num estudo filipino está em conformidade com o objetivo da OMS/FDI para o ano 2000 de 3 CPOD para este grupo etário[9]. Isto pode levar à complacência entre os decisores, uma vez que as Filipinas já cumpriram os objectivos da OMS/FDI com base no CPOD. A realidade é que, neste mesmo grupo etário, 41% da componente de cárie progrediu para infecções odontogénicas, o que demonstra claramente o poder explicativo limitado e muitas vezes enganador do CPOD. Ao expor os decisores apenas aos dados do CPOD, deixa-os desinformados sobre os elevados níveis de lesões cariosas não tratadas, a sua gravidade e as consequências associadas para a saúde e qualidade de vida.

A prevalência global de cáries (idade) foi de 80% (11), 82% (12), 88% (13) e 73% (14), respetivamente, enquanto 85% das crianças de 13 anos apresentavam pelo menos um dente com envolvimento pulpar.
Não havia obturações em nenhum dos indivíduos e os componentes M eram muito baixos para os grupos etários. Isso indica que mais de 90% das cáries nas faixas etárias não foram tratadas. A inclusão de dados sobre o envolvimento pulpar, ulceração traumática, fístula e abcessos (PUFA) neste estudo forneceu uma imagem mais abrangente da cárie e das suas consequências relacionadas com a saúde geral da população de crianças em idade escolar no governo local de Ungogo, no estado de Kano. Quarenta e três por cento dos dentes cariados nas crianças de 11 anos e 41% dos dentes cariados nas

crianças de 12 anos apresentavam sinais de infeção odontogénica.

Esta informação pode ser útil para o planeamento do tratamento, uma vez que ajudará a calcular as necessidades de tratamento (restaurações, tratamento endodôntico e extracções de dentes) em função da capacidade do sistema de saúde disponível no Estado.

Os resultados do estudo mostraram um índice PUFA muito elevado para o grupo etário, com um rácio PUFA de cárie não tratada de 61%, indicando que 61% do componente D tinha progredido para uma infeção odontogénica. Isto indica claramente a gravidade da experiência de cárie e a falta de tratamento, com a consequente deterioração do resultado para a população estudada de crianças em idade escolar com idades compreendidas entre os 11 e os 14 anos na área governamental local de Ungogo, no estado de Kano. Os resultados são flagrantes e justificam a necessidade de uma ação urgente no domínio da saúde oral, apesar de não ter sido dada aprovação ética para a apresentação de imagens clínicas em alguns casos. Além disso, devido à raridade de estudos semelhantes, é difícil comparar os presentes resultados com os de outros países; no entanto, a prevalência de fístulas e abcessos de 18% entre as crianças de 11 anos é consistente com os resultados relativos a crianças escocesas de 11 anos. Neste país, a prevalência de sépsis (definida como a presença de um abcesso ou fístula) foi de 11% nas crianças que vivem nas zonas mais desfavorecidas da Escócia[68] .

5.1 LIMITAÇÕES DO ESTUDO

- Os exames orais e o diagnóstico de cáries foram efectuados através de exames visuais e tácteis em contexto de sala de aula
- Fonte de luz deficiente com impossibilidade de utilização de radiografias ou fibra ótica para um diagnóstico correto das cáries
- Falta de aplicação de múltiplos testes de diagnóstico aos indivíduos
- A incapacidade de utilizar imagens adquiridas digitalmente e pós-processadas no

estudo, o que teria tido um grande potencial na deteção de cáries não cavitadas e no diagnóstico de cáries secundárias

- Incapacidade de utilizar novas técnicas de diagnóstico, fluorescência da luz e do laser

CAPÍTULO 6

6.0. CONCLUSÃO

Os inquiridos tinham poucos conhecimentos sobre saúde oral e doenças orais e suas causas, embora a maioria tivesse uma atitude positiva em relação aos cuidados de saúde oral e raramente visitassem um dentista. No entanto, o conhecimento geral das doenças orais relacionadas com os alimentos era bom. A maioria dos inquiridos queria, no entanto, receber mais informações sobre este assunto. O conhecimento sobre saúde oral era fraco, embora o resultado mostrasse uma irregularidade no desejo de visitar um dentista entre os inquiridos. Dentro das limitações do estudo, a prevalência geral de cárie na população estudada foi alta. Não obstante, as idades de 11, 12 e 13 anos constituem as idades de maior risco. Recomenda-se que este nível elevado seja reduzido através da adoção de medidas preventivas eficazes em termos de custos dirigidas particularmente a estes grupos etários.

A profissão dentária deve cumprir o seu mandato ético e fornecer aos decisores no domínio da saúde informações relevantes sobre os níveis de doença. O índice PUFA foi desenvolvido em resposta a essa necessidade. Os vários estádios clínicos definidos pelo PUFA têm diferentes associações com condições de saúde. O índice define quatro estádios clínicos diferentes de cárie avançada, proporcionando "um rosto da realidade" às condições orais prevalecentes e frequentemente ignoradas. A apresentação de dados baseados no índice PUFA fornecerá aos planeadores de saúde informações relevantes, que são complementares ao CPOD. Esta foi uma oportunidade para validar o novo índice PUFA em condições de campo em crianças em idade escolar (11 -14 anos) numa população de baixos rendimentos no governo local de Ungogo do estado de Kano, com uma população que sofre de um elevado fardo de cáries não tratadas. O índice provou ser adequado para quantificar as consequências da gravidade da cárie dentária, uma vez que é universalmente aplicável em todos os contextos, mesmo em condições de campo simples. O índice é fácil e seguro de utilizar, mesmo por não dentistas, leva pouco tempo a realizar e não requer qualquer equipamento adicional.

A utilização do índice PUFA nas crianças da Escola Ungogo do estado de Kano mostrou a relevância deste índice para abordar o problema negligenciado das cáries não tratadas e das suas consequências. Além disso, os dados do PUFA podem ser utilizados para planear, monitorizar e avaliar o acesso ao tratamento de emergência e a exposição ao flúor como componentes do pacote básico de cuidados orais, planos nacionais de saúde oral, Regime Nacional de Seguro de Saúde (NHIS) e podem ter um potencial mais elevado do que o CPO-D para incluir a saúde oral nas agendas políticas.

6.1. RECOMENDAÇÕES

- O Governo do Estado de Kano deve providenciar, pelo menos, uma clínica dentária totalmente equipada em cada área governamental local, com todo o pessoal dentário, e garantir um financiamento adequado para projectos de capital dentário.

- O Estado e os governos locais devem desenvolver programas sustentáveis para a promoção da saúde oral. Deve ser lançada uma campanha concertada, orientada e coordenada para mudar as percepções sobre a saúde dentária entre a população, a fim de resolver esta situação de saúde oral muito deficiente no Estado de Kano, na região norte do país.

- Os objectivos desta campanha são promover a saúde oral, melhorar a qualidade de vida, especialmente das crianças, e eliminar as disparidades em matéria de saúde oral.

- Organização e gestão dos serviços de saúde oral com maior acesso da população rural

- Deve ser criado um sistema de controlo para a gestão dos programas de saúde oral e do pessoal, a fim de tornar os serviços de saúde oral flexíveis e capazes de responder à evolução das necessidades.

- Prestação de serviços de saúde oral promocionais e preventivos integrados no sistema de saúde primário do Estado

- Deve ser prevista a educação em saúde oral para as crianças em idade escolar e para a comunidade em geral, a fim de promover a sua sensibilização para o envolvimento e a participação em actividades de saúde oral.

- Identificar o grupo-alvo facilmente disponível para a educação em saúde oral, como as crianças em idade escolar

- Devem ser utilizados programas educativos estatais, recorrendo a todos os meios disponíveis, como a rádio, a televisão, as mesquitas e as igrejas, para mobilizar o apoio da comunidade para a saúde dentária e assegurar a sua plena participação.

- Mais investigação sobre as práticas tradicionais que podem influenciar a saúde oral, especialmente nas crianças.

REFERÊNCIAS

1. BajomoAS, Rudolph MJ, Ogunbodede EO. Cárie dentária em crianças Venda de 6, 12 e 15 anos de idade na África do Sul East Afr Med J 2004; 81: 236-43.
2. Okeigbemen SA. A prevalência de cáries dentárias entre crianças de 12 a 15 anos de idade em idade escolar na Nigéria: relatório de um inquérito e campanha locais. Oral Health Prev Dent 2004; 2: 27-31.
3. Associação Dentária Americana, Gabinete de Investigação Económica e Estatística: Survey of needs for dental care J Am Dent Assoc, 45: 706, 1952: 46: 200, 562, 1953; 47: 206, 340, 572, 1953
4. Abade F. Cárie dos dentes humanos. Dent Cosmos, 21: 113, 177, 184, 1979
5. Afonsky D. Saliva and Its Relation to Oral Health. A Survey of the Literature Montgomery, Ala: Univ of Alabama Press, 1961.
6. Angew MC, Agnew RG, Tisdall FF. The production and prevention of dental caries. J Am Dent Assoc, 20: 193, 1933; J Peadiatr, 2: 190,
7. S Jarvinen Epidemiologic characteristics of dental caries: relation of DMFT and DMFS to proportion of children with DMF teeth *Community Dent Oral Epidemiol* August 1985 (Vol. 13, Issue 4, Pages 235-7)
8. Peterson PE. Experiência de cárie dentária (DMFT) de crianças de 12 anos de idade de acordo com a região da OMS. Banco Mundial de Dados de Saúde Oral da OMS e Programa de Perfil de Países e Áreas de Saúde Oral da OMS, 2000
9. Monse B, et al PUFA - Um índice das consequências clínicas da cárie dentária não tratada. Community Dent Oral Epidemiol 2010; 38: 77 - 82 © 2009 John Wiley & Sons A/S
10. Adegbenbo AO, el Nadeef MA, Adeyinka. A National Survey of dental caries status and treatment needs in Nigeria (Um inquérito nacional sobre o estado da cárie dentária e as necessidades de tratamento na Nigéria). Int Dent J 1995; 45: 35-44
11. Olojugba OO. Lenon MA. Experiência de cárie dentária em crianças de 5 e 12 anos de idade no Estado de Ondo, Nigéria, em 1977 e 1983. Saúde Dentária Comunitária 1987; 4: 129-35.
12. Olojugba OO, Lenon MA. Consumo de açúcar em crianças de 5 e 12 anos de idade em escolas do Estado de Ondo, Nigéria, em 1985 Saúde Dentária Comunitária 1990; 7(3): 259-65.
13. Kubota K, Okada S, Ono Y *et al.* Inquérito dentário na Nigéria Parte 1. Prevalência de cáries dentárias na Nigéria Bull Tokyo Med Dent Univ 1984; 31(2): 61-72.
14. Aderinokun G.A.: Características das crianças que frequentam o consultório dentário (U.C.H) de Ibadan. Uma indicação da consciencialização e atitudes da comunidade em relação à saúde oral. Nig. Dent. J. 9: 28 - 32, 1990
15. Denloye, O.O. Dosunmu, O.O. e Arotiba, J.T; Causas e padrão de exctracção dentária em crianças tratadas no University College Hospital, Ibadan. West Afr J Med 4: 261 - 264, 1999
16. Noé, M.O.: The prevalence and distribution of dental caries and state of oral cleanliness in 5 year old Ibadan private school children. Nig Dent J. 5: 44 - 51, 1984
17. Igbinadolor, U.P. Ufomata, D.P.E.: Cárie dentária numa zona urbana da Nigéria. Nig Dent J 12 :24 - 27, 2000

18. Rajendran, R. Sivapathasundharan B: Shafer's Oral Pathology 5th Edition pg 567 - 571 Elsevier 2006 ISBN: 8181479157

19. Idem, Observations on the histology of the carious attack on enamel and related developmental faults Adv Fluor Res Dent, Caries Prevent, 4: 225, 1996

20. Denloye, O.O. Ajayi, D., Bankole O. A study of dental caries prevalence in 12 - 14 year old school children in Ibadan, Nigeria Paed Dent J 15 (2) : 147 - 151, 2005

21. S Gizani, F Vinckier, D Declerck Padrão de cárie e hábitos de saúde oral em crianças de 2 a 6 anos de idade com diferentes níveis de cárie *Clin Oral Investig* março 1999 (Vol. 3, Issue 1, Pages 35-40)

22. A O Adegbembo, A Adeyinka, M O George, N Aihveba, I S Danfillo, S J Thorpe, C O Enwonwu National pathfinder survey of dental caries prevalence and treatment needs in The Gambia *SADJ* fevereiro de 2000 (Vol. 55, Issue 2, Pages 77-81)

23. E Ndiokwelu Abordagem dos cuidados de saúde primários, a sua relevância para a saúde oral na Nigéria *Odontostomatol Trop* setembro de 2002 (Vol. 25, Issue 99, Pages 29-32)

24. E O Ogunbodede, A O Olusile, S O Ogunniyi, B L Faleyimu Factores socioeconómicos e saúde dentária numa população obstétrica *West Afr J Med* julho de 1996 (Vol. 15, Issue 3, Pages 158-62)

25. Locker D: *Deprivation and oral health: a review.* Community Dent Oral Epidemiol. 2000, 28: 161-9

26. Anil S, Al-Ghamdi HS. O impacto das infecções periodontais nas doenças sistémicas. Uma atualização para os médicos. *Saudi Med J* 2006; 27: 767-76.

27. Touger-Decker R, Sirois D, Mobley CC. *Nutrição e medicina oral.* Totowa (NJ): Humana Press; 2005.

28. Moynihan P, Petersen PE. Diet, nutrition and the prevention of dental diseases (Dieta, nutrição e prevenção de doenças dentárias). *Public Health Nutr* 2004;7:201-26.

29. Sheiham A. Oral health, general health and quality of life (Saúde oral, saúde geral e qualidade de vida). Boletim do *Órgão Mundial de Saúde* 2005;83:644.

30. Adetunji,O. F., B O Akinshipe, E O Ogunbodede, C O Ijaware Bacteriological studies of dental caries in Ile-Ife, Nigeria. *Cent Afr J Med* agosto de 1996 (Vol. 42, Número 8, Páginas 249-52)

31. C A Adekoya-Sofowora, W O Nasir, D Ola Experiência de cárie desenfreada numa população de um hospital universitário nigeriano. *Niger Postgrad Med J* junho de 2006 (Vol. 13, Edição 2, Páginas 89-94)

32. W Alakija Cárie dentária em crianças do ensino primário na cidade de Benin, Nigéria *J Trop Pediatr* dezembro de 1983 (Vol. 29, Número 6, Páginas 317-9)

33. Sunny Ajimen Okeigbemen A prevalência da cárie dentária entre os alunos dos 12 aos 15 anos de idade na Nigéria: relatório de um inquérito local e de uma campanha *Oral Health Prev Dent* janeiro de 2004 (Vol. 2, Issue 1, Páginas 27-31)

34. J O Adenubi Caries experience of 8-year-old Nigerian schoolchildren *Community Dent Oral Epidemiol* October 1984 (Vol. 12, Issue 5, Pages 343-8)

35. C O Enwonwu Factores socioeconómicos na prevalência e frequência da cárie dentária nos nigerianos. Um estudo epidemiológico. *Caries Res* janeiro de 1974 (Vol. 8, Número 2, Páginas 155-71)

36. O O Sofola, S O Jeboda, O P Shaba Situação da cárie dentária em crianças do ensino primário com idades compreendidas entre os 4 e os 16 anos no sudoeste da Nigéria. *Odontostomatol Trop* dezembro de 2004 (Vol. 27, Edição 108, Páginas 19-22)

37. A H Arain Situação da cárie dentária em crianças do ensino secundário (15-17 anos) em Lagos *Odontostomatol Trop* dezembro 1983 (Vol. 6, Issue 4, Pages 193-200)

38. M O Noah A prevalência e distribuição da cárie dentária e da gengivite em crianças de 6 anos de idade que frequentam escolas públicas em Ibadan, Nigéria *Odontostomatol Trop* setembro de 1984 (Vol. 7, Issue 3, Pages 119-27)

39. A S Johnson, P Gjermo Pattern of caries experience in permanent molars in a 15-year-old African population *Caries Res* janeiro de 1989 (Vol. 23, Número 6, Páginas 423-6)

40. M A el-Nadeef, A O Adegbembo, E Honkala A associação da urbanização com a prevalência de cáries dentárias entre as crianças em idade escolar no território da nova capital da Nigéria *Int Dent J* fevereiro de 1998 (Vol. 48, Número 1, Páginas 44-9)

41. E S Akpata Cárie de fossa, fissura e superfície lisa dos primeiros e segundos molares permanentes em nigerianos urbanos *Caries Res* janeiro de 1981 (Vol. 15, Issue 4, Pages 318-23)

42. A Doherty Um programa escolar de prevenção da cárie na Nigéria *J Pedod* janeiro de 1983 (Vol. 7, Issue 2, Pages 150-8)

43. A H Arain, F O Arole Suscetibilidade da dentição individual à cárie dentária *Odontostomatol Trop* setembro 1985 (Vol. 8, Issue 3, Pages 135-45)

44. G A Agbelusi, S O Jeboda Estado de saúde oral de crianças nigerianas de 12 anos de idade *West Afr J Med* julho de 2006 (Vol. 25, Issue 3, Pages 195-8)

45. J O Adenubi Cárie desenfreada em crianças nigerianas: relatório preliminar. *J Int Assoc Dent Child* junho de 1982 (Vol. 13, Issue 1, Páginas 31-7)

46. Petersen PE. The World Oral Health Report 2003: continuous improvement of oral health in the 21st century the approach of the WHO Global Oral Health Programme. Community Dent Oral Epidemiol 2003 31(Suppl 1): 3.24.

47. Adegbembo, A. O. (1995). "Inquérito nacional sobre o estado da cárie dentária e as necessidades de tratamento na Nigéria". Int. Dental J. **45**: 35-44.

48. Featherstone JD. The continuum of dental caries - evidence for a dynamic disease process J Dent Res 2004; 83: (spec: Iss C) C39 - 42.

49. Kidd EA. O que constitui a cárie dentária: histopatologia do esmalte e da dentina relacionados com as acções dos biofilmes cariogénicos. J Dent Res 2004; 83: (spec Iss : C) C35 - C38.

50. Petersen PE. Estado de saúde oral de crianças e adultos na República do Níger, África.

Int Dent J 1999 49: 159. 164.

51. OMS; Saúde Oral na Região Africana: Uma estratégia regional (AFR/RC48/9) 1999 - 2008, Impresso na República da África do Sul (páginas 1 - 44)

52. Censo Nacional da Nigéria 2006, sítio Web da Comissão Nacional da População

53. K-SEEDS. Estratégia de Desenvolvimento e Capacitação Económica do Estado de Kano, Quadro de Políticas setembro de 2004: 1 - 104

54. Hagberg, L., & Sjodahl, J. (2007). Knowledge and experience of oral health among secondary school students in Zambia *Ensaio em Saúde Oral, 15 pontos de crédito ECTS* Universidade de Kristianstad, Suécia.

55. OMS; Redação da Política de Saúde Oral: A Manual for Oral Health Managers in the WHO African Region (AFR/ORH/05.1) WORLD HEALTH ORGANIZATION Regional Office for Africa Brazzaville - 2005, pages 1 - 52 Printed in the Republic of South Africa

56. C. Udoye, E. Aguwa, R. Chikezie, M. Ezeokenwa, O. Jerry-Oji & C. Okpaji : Prevalência e distribuição de cáries em crianças de 12-15 anos de idade de escolas urbanas em Enugu, Nigéria. *O Jornal da Internet da Ciência Dentária.* 2009 Volume 7 Número 2

57. Adeleke, O.A. & Danfillo, I.S. (2005) Utilização de serviços de saúde oral por mães de crianças em idade pré-escolar em Jos North Local Gouvernment Area, Plateau State, Nigéria *Malawi Medical Journal,* vol. 16:2, pp. 33-36

58. Al-Omiri, M.K., Al-Wahadni, A.M. & Saeed, K.N. (2006) Oral Health Attitudes, Knowledge, and Behavior Among School Children in North Jordan. *Journal of Dental Education,* vol. 70:2 pp. 179-187.

59. Hagberg, L., & Sjodahl, J. (2007). Knowledge and experience of oral health among secondary school students in Zambia *Ensaio em Saúde Oral, 15 pontos de crédito ECTS* Universidade de Kristianstad, Suécia.

60. OMS (2009).Organização Mundial de Saúde. Centro multimédia. Saúde oral. URL: http://www.who.int/mediacentre/factsheets/fs318/en/index.html [Acedido em 09-08-12].

61. Petersen, P.E. (2009). Global policy for improvement of oral health in the 21st centuryimplications to oral health research of World Health Assembly 2007, World Health Organization *Community Dentistry and Oral Epidemiology,* vol. 2:37, pp. 1-8.

62. Petersen, P.E. (2008). Política global da Organização Mundial de Saúde para a melhoria da saúde oral - Assembleia Mundial de Saúde 2007 Genebra: Organização Mundial de Saúde. *International Dental Journal,* vol. 6:58, pp. 115-121.

63. Al-Hussaini, R., Al-Kandaria, T., Hamadia A., Al-Mutawaa, S., Honkalab, S & Memona, A. (2003). Conhecimentos, atitudes e comportamentos em matéria de saúde dentária entre os estudantes do Centro de Ciências da Saúde da Universidade do Kuwait. *Medical Principle and Practice,* vol. 12 pp. 260-265.

64. Relatório Mundial de Saúde Oral (2006). Implementação contínua da Saúde Oral no Século XXI: a abordagem do Programa Global de Saúde Oral da Organização Mundial de Saúde. Disponível em: URL:http://www.who.int/oralhealth/media/en/orhreport03-en.pdf. (s)

65. Ismail AI, Sohn W, Tellez M, Amaya A, Sen A, Hasson H et al. O Sistema Internacional de Deteção e Avaliação da Cárie (ICDAS): um sistema integrado para medir a cárie dentária. Community Dent Oral Epidemiol 2007;35:170-8.

66. Organização Mundial de Saúde. Programa de Perfil de Saúde Oral do País/Área: Nigéria. Oral Disease Prevalence [citado em 19 de dezembro de 2004]. Disponível em: www.who.collab.od.mah.se/index.

67. Organização Mundial de Saúde. Inquéritos de Saúde Oral. Métodos básicos. 4ª ed.. Genebra: Organização Mundial de Saúde; 1997.

68. Pitts, N.B, e Evans, D.J: A experiência de cárie dentária de crianças de 14 anos de idade em inquéritos do Reino Unido coordenados pela Associação Britânica para o estudo da Odontologia Comunitária em 1994/95 Comm Dent Health 13: 51 - 58, 1996

APÊNDICE I

FICHA DE INFORMAÇÃO PARA PAIS/ENCARREGADOS DE EDUCAÇÃO

Estou a fazer um estágio em Medicina Dentária Familiar no Hospital Universitário Aminu Kano, no Estado de Kano. Como parte da minha formação, estou a realizar uma investigação sobre a **cárie dentária e o índice PUFA em crianças com idades compreendidas entre os 11 e os 14 anos na área do Governo Local de Ungogo, no Estado de Kano.** Esta ficha de informação serve para vos fornecer as informações relevantes sobre o estudo e o tópico do estudo.

O estudo é importante para aumentar o conhecimento e a consciencialização sobre a cárie dentária nas crianças. Se concordar em participar, ser-lhe-ão feitas perguntas simples e não há qualquer risco em participar no exercício. A participação é voluntária; a sua recusa em participar não o afectará de forma alguma. As informações são conservadas para efeitos da investigação e serão mantidas na mais estrita confidencialidade.

CUIDADOS DENTÁRIOS

A cárie dentária é um termo dado a uma doença oral que resulta na destruição do tecido dentário, apresentando-se normalmente como um buraco num dente. Também é conhecida como "cárie dentária". É uma das doenças orais mais comuns e é uma das principais causas de perda de dentes.

O QUE QUEREMOS DE SI?

Para efeitos deste estudo, pretendemos examinar a boca do(a) seu(sua) filho(a) para determinar a presença e a extensão da cárie dentária (cárie dentária). Registaremos as nossas observações nos nossos ficheiros e os seus filhos/filhos podem regressar às suas actividades escolares depois de responderem a algumas perguntas para os nossos registos.

PORQUE É QUE ESTE ESTUDO É IMPORTANTE?

    i.   Para a prevenção do desenvolvimento de cáries, prolongando assim a vida útil dos dentes

ii.   Identificação correcta dos dentes cariados e prevenção da sua deterioração

iii. Servir de registo das necessidades de saúde dentária das crianças da sua comunidade

iv.   O estudo pode ser utilizado para solicitar a criação de clínicas dentárias ou de um hospital na sua comunidade

HÁ ALGUM RISCO ENVOLVIDO?

A participação no estudo não envolve qualquer risco. Não haverá procedimentos invasivos. Apenas examinaremos os dentes dos seus pupilos/filhos e faremos perguntas. Não será efectuado qualquer tipo de tratamento no âmbito deste estudo.

Se concordar em participar neste estudo, por favor assine o formulário de consentimento em anexo.

Dr. Sani Balarabe Auwalu

O investigador

FORMULÁRIO DE CONSENTIMENTO

Fui plenamente informado(a) sobre o estudo intitulado "Cárie dentária e índice de ácidos gordos polinsaturados em crianças com idades compreendidas entre os 11 e os 14 anos na área da administração local de Ungogo, no Estado de Kano" e concordei em participar na investigação, tendo o direito de optar por não participar em qualquer altura.

Estou ciente de que o estudo se limitará a examinar a boca para determinar a presença e a extensão da cárie dentária (cárie dentária). Todas as observações serão registadas e eu voltarei às minhas actividades escolares depois de responder a algumas perguntas do questionário. Não há riscos envolvidos

As informações obtidas serão confidenciais e os resultados da investigação contribuirão para a prevenção da cárie dentária e para o tratamento destinado a evitar uma maior deterioração.

A não participação neste estudo não me afectaria de forma alguma.

Nome do participante

Assinatura/impressão digital do participante

Data

Escola

APÊNDICE III

FORMULÁRIO DE CONSENTIMENTO INFORMADO

Título do inquérito

Objetivo do estudo

Procedimento

Desconforto e riscos

Procedimento alternativo (se for caso disso)

Benefícios potenciais

Período de tempo necessário

Pessoa de contacto

COMPREENDO AINDA QUE SOU LIVRE DE RETIRAR O MEU CONSENTIMENTO E DE PÔR TERMO À MINHA PARTICIPAÇÃO (DO MEU FILHO OU REPRESENTANTE LEGAL) EM QUALQUER ALTURA.

Data Data de nascimento Assinatura do sujeito

Autorizo a participação do meu dependente legal na investigação científica descrita.

75

Assinatura dos pais ou do tutor

Data

Eu, abaixo assinado, defini e expliquei completamente o inquérito de investigação ao sujeito acima referido. Assinatura Nome do Investigador

Data

Certifico que concordo (dou autorização para que o meu filho ou dependente legal) participar como voluntário na investigação científica como parte autorizada do programa de ensino e investigação do Hospital Universitário Aminu Kano, em Kano, Nigéria, sob a supervisão do investigador, e que a minha parte na investigação (a parte do meu filho ou dependente legal na investigação) me foi definida e explicada na íntegra por este(s) investigador(es) e que compreendo esta explicação. Foi-me fornecida e descrita em pormenor uma cópia do procedimento do presente inquérito e a descrição de eventuais riscos e desconfortos.

Foi-me dada a oportunidade de colocar qualquer questão que tivesse e todas essas questões e perguntas foram respondidas de acordo com os meus itens ou questões específicas em entrevistas ou questionários de historial médico.

Tomei conhecimento de que quaisquer dados ou respostas a perguntas permanecerão confidenciais no que respeita à minha identidade (ou à do meu filho ou dependente(s) legal(ais)).

Certifico que, tanto quanto é do meu conhecimento e convicção, revelei plenamente (o meu filho ou dependente legal tem) qualquer doença ou debilidade física ou mental que possa aumentar o risco para mim (ele ou ela) de participar neste inquérito.

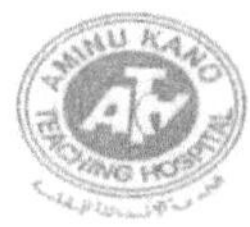

AMINU KANO TEACHING HOSPITAL

P. M. B. 3452, ZARIA ROAD, KANO. (☎: 064 - 947872)
FAX (064) 663354, www.akth.org. E-mail: enquiries@akth.org, email: (akthkano@yahoo.com)

Chairman Board of Management	Chief Medical Director	Chairman M.A.C.	Director of Administration
PROF. IDRIS MUHAMMAD	DR. ABDULHAMID ISA DUTSE	DR. A. Z. MOHAMMED	ALH. MUHD. SULAIMAN, AILAN
NNOM, OON, FAS, MD, FRCP	MBBS, FWACP, (Int. Med) DCP (Lond.)	MBBS, FMCP Path	B. Ed. CHPM

NHREC/21/08/2008a/AKTH/EC/227

OUR REF: AKTH/MAC/SUB/12A/P3/IV/720   DATE: 23rd June, 2010

Dr. Balarabe Sani
Department of Dental and Maxillofacial Surgery

Ufs:
The Head of Department,
Department of Dental and Maxillofacial Surgery
AKTH,
Kano.

RE: ETHICAL APPROVAL

RE: DENTAL CARIES IN CHILDREN 11 – 14 YEARS IN UNGOGO LOCAL GOVERNMENT IN KANO STATE

Further to your application in respect of the above titled research proposal and the subsequent response, the Committee considered your proposal and noted same as a prospective study.

In view of this, Ethical approval is hereby granted to conduct the research.

However, the proposal is subject to periodic reporting of the progress of the study and its completion to the Committee.

Best regards.

Bara'atu Kabir (Mrs)
Secretary
For: Chairman, Ethical Committee.

QUESTIONÁRIO

CÁRIE DENTÁRIA E ÍNDICE PUFA EM CRIANÇAS DE 11 A 14 ANOS EM

ÁREA GOVERNAMENTAL LOCAL DE UNGOGO NO ESTADO DE KANO

Número de série da escola

SECÇÃO I: DEMOGRAFIA

Idade .... Sexo

SECÇÃO II: ATITUDES EM MATÉRIA DE SAÚDE ORAL

1. **Gosta de ir ao dentista**

   i.   Não, porque não tenho qualquer problema

   ii.   Não, porque tenho medo que o tratamento dentário me magoe

   iii. Não, porque a clínica dentária é demasiado longe

   iv.   Não, porque não posso suportar os custos

   v.   Não, não preciso de o fazer porque tenho poucos dentes

   vi.   Não, não tenho tempo

   vii. Não, porque os trabalhadores não são simpáticos

   viii. Não, porque não há ninguém para me levar lá

   ix.   Sim

   x.   Outros

2. **Quando se está doente, o que se faz primeiro?**

   i.   Os meus pais compram drogas na farmácia e tratam-me

   ii.   Sou levado primeiro ao ervanário ou ao médico

   iii. Fui levado primeiro para o hospital

   iv.   Fui levado primeiro para o espiritismo

   v.   Outros

78

3. **Os cuidados com os dentes e as gengivas são importantes?**

      i.   É importante cuidar dos dentes e das gengivas

      ii.   Não, as doenças dos dentes são naturais na vida

      iii.   Não, as crianças têm poucos dentes, pelo que não têm problemas de dentes/gengivas

      iv.   Não, os problemas dentários são só para os brancos

      v.   Não, normalmente não tenho problemas com os meus dentes/gengivas

      vi.   Outros

4. **Não é necessário limpar os meus dentes regularmente todos os dias?**

      i.   Concordo com esta afirmação

      ii.   Não concordo com esta afirmação

5. **Considera seriamente a infeção das gengivas?**

      i.   Não necessariamente

      ii.   Não faço a mínima ideia

      iii.   Considero-o seriamente

      iv.   Outros

6. **Os tipos de alimentos que ingere afectam os seus dentes e gengivas?**

      i.   Sim

      ii.   Não

7. **Quando o seu dente está a doer, o que gostaria que o dentista fizesse por si?**

      i.   Extrair (remover) o dente dorido

      ii.   Perfurar e tratar o dente dorido

      iii.   Extrair o dente dorido e colocar um novo dente ou um dente artificial

    iv.   Limpar os meus dentes

    v.   Outros

3. **Prefere que o seu dente seja obturado?**

      i.   Não, é mais fácil para o dentista extraí-lo e colocar um novo

      ii.   Não, não gosto de recheios porque demora muito tempo

      iii.   Não gosto de obturações porque não suporto o barulho da broca

      iv.   Não gosto de obturações porque o buraco fica maior quando é preenchido

      v.   Não sei nada sobre tratamentos dentários

      vi.   Sim

      vii.   Outros

4. **Gosta que os seus dentes sejam limpos e lavados na clínica dentária?**

      i.   Sim, fica mais limpo e é muito suave

      ii.   Sim, para não ter de lavar os dentes

      iii.   Sim, torna   as minhas gengivas mais saudáveis

      iv.   Não, não tenho problemas com os meus dentes e gengivas

      v.   Não sei sobre o tratamento dentário

      vi.   Outros

5. **É normal as crianças perderem os dentes?**

      i.   É normal

      ii.   Não é normal

6. **É normal as crianças terem problemas de gengivas?**

      i.   É normal

      ii.   Não é normal

SECÇÃO III: CONHECIMENTOS SOBRE SAÚDE ORAL

1. **Os alimentos doces, como o açúcar, a coca-cola, os rebuçados, etc., podem causar cáries dentárias**

      i.   Concordo com a afirmação anterior

ii.   Não concordo com a afirmação deabov

iii.   Outros

2. Para ter dentes e gengivas saudáveis, preciso de comer peixe, carne, frutas, legumes, feijões, ovos

    i.   Concordo com a afirmação anterior

    ii.   Não concordo com a afirmação deabov

    iii.   O que eu como não afecta a saúde dos meus dentes e gengivas

    iv.   Outros

3. Para que os meus dentes e gengivas sejam saudáveis, preciso de ir ao dentista de seis em seis meses

    i.   Concordo com a afirmação anterior

    ii.   Não concordo com a afirmação deabov

    iii.   Outros

4. Para que os meus dentes e gengivas sejam saudáveis, preciso de escovar os dentes com uma escova de dentes ou um palito de mascar, no mínimo, duas vezes por dia

    i.   Concordo com a afirmação anterior

    ii.   Não concordo com a afirmação anterior

    iii.   Outros

5. As doenças da gengiva podem ser causadas por

    i.   Comer alho

    ii.   Alimentaçãoalimentos açucarados

    iii.   Sujidade, manchas e tártaro nos dentes

    iv.   Outros

6. A cárie dentária pode ser causada por

    i.   Comer   alho

    ii.   Alimentaçãoalimentos açucarados

    iii.   Sujidade, cetins e tártaro dentário nos dentes

    iv.   Pequenos vermes no dente

    v.   Outros

SECÇÃO IV: COMPORTAMENTO EM MATÉRIA DE SAÚDE ORAL

1. O que utiliza para limpar os seus dentes?

    i.   Palitos para mastigar

    ii.   Esponja para mastigar

    iii.   Cinzas e algodão ou espuma

    iv.   Escova e pasta de dentes

    v.   Escova de dentes e sabonete

    vi.   Espuma com água ou algodão com água

    vii.   Escova de dentes com pasta de dentes e palitos de mascar

    viii.   Espuma ou algodão   com sabão

    ix.   Apenas água

    x.   Outros

2. Quantas vezes limpa os dentes com uma escova de dentes e pasta ou com um pau de mascar ou outros?

    i.   De modo algum

    ii.   Não todos os dias

    iii.   Uma vez por dia

    iv.   Duas vezes por dia

    v.   Mais de duas vezes por dia

    vi.   Outros

3. **Se estiveres a usar um stick, escovas os dentes com ele?**

    i.   Sim

    ii.   Não

4. **Come fruta fresca?**

    i.   De modo algum

    ii.   Uma vez por semana

    iii. Mais de uma vez por semana

    iv.   Mais de três vezes por semana

    v.   Outros

5. **Come legumes frescos cozinhados?**

    i.   De modo algum

    ii.   Uma vez por semana

    iii. Mais de uma vez por semana

    iv.   Mais de três vezes por semana

    v.   Outros

6. **Come carne, peixe, ovos, feijão (alimentos proteicos)?**

    i.   De modo algum

    ii.   Uma vez por semana

    iii. Mais de uma vez por semana

    iv.   Mais de três vezes por semana

    v.   Outros

7. **Visita o dentista regularmente para fazer um check-up de seis em seis meses?**

    i.   Vou ao dentista regularmente de seis em seis meses

    ii.   Não, porque não tenho problemas dentários

    iii. Outros

8. **Quando foi a última vez que foi fazer um check-up/tratamento no consultório dentário?**

      i.   A minha última visita foi

      ii.   Nunca fui à clínica dentária

9. **Consumo regularmente alimentos doces (chocolate, rebuçados, bolachas, refrigerantes, chá, papas, etc.)**

      i.   Todos os dias

      ii.   De modo algum

      iii.   Uma vez por semana

      iv.   Mais de uma vez por semana

      v.   Mais de três vezes por semana

      vi.   Outros

SECÇÃO V: ÍNDICE DMFT

1. Dentes presentes

7	6	5	4	3	2	1	1	2	3	4	5	6	7
7	6	5	4	3	2	1	1	2	3	4	5	6	7

2. Dentes cariados (D)

7	6	5	4	3	2	1	1	2	3	4	5	6	7
7	6	5	4	3	2	1	1	2	3	4	5	6	7

3. Falta de dentes (M)

7	6	5	4	3	2	1	1	2	3	4	5	6	7
7	6	5	4	3	2	1	1	2	3	4	5	6	7

4. Dentes obturados (F)

7	6	5	4	3	2	1	1	2	3	4	5	6	7
7	6	5	4	3	2	1	1	2	3	4	5	6	7

5. Pontuação do DMFT =

SECÇÃO VI: ÍNDICE PUFA
1. Envolvimento da polpa (P)

7	6	5	4	3	2	1	1	2	3	4	5	6	7
7	6	5	4	3	2	1	1	2	3	4	5	6	7

2. Ulceração (U)

7	6	5	4	3	2	1	1	2	3	4	5	6	7
7	6	5	4	3	2	1	1	2	3	4	5	6	7

3. Fístula (F)

7	6	5	4	3	2	1	1	2	3	4	5	6	7
7	6	5	4	3	2	1	1	2	3	4	5	6	7

4. Abcesso (A)

7	6	5	4	3	2	1	1	2	3	4	5	6	7
7	6	5	4	3	2	1	1	2	3	4	5	6	7

O investigador gostaria de lhe agradecer o seu tempo e ajuda

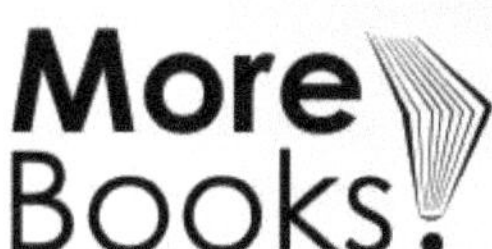

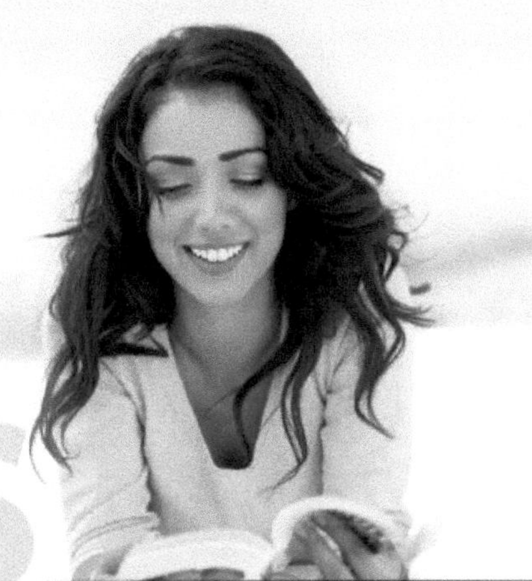

yes
I want morebooks!

Buy your books fast and straightforward online - at one of world's fastest growing online book stores! Environmentally sound due to Print-on-Demand technologies.

Buy your books online at
www.morebooks.shop

Compre os seus livros mais rápido e diretamente na internet, em uma das livrarias on-line com o maior crescimento no mundo! Produção que protege o meio ambiente através das tecnologias de impressão sob demanda.

Compre os seus livros on-line em
www.morebooks.shop

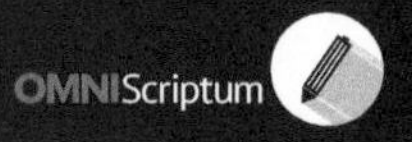

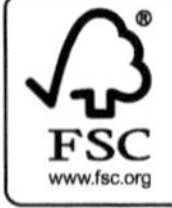

Printed by Books on Demand GmbH, Norderstedt / Germany